基础护理技术

JICHU HULI JISHU

教学用书

主　编：郑　进　蒋　燕

编　者（按姓氏笔画排序）：

王雨婷　四川长江职业学院

王思懿　四川长江职业学院

刘　杨　四川长江职业学院

陈丹薇　四川长江职业学院

陈雪倩　四川长江职业学院

郑　进　四川省第二中医医院

蒋　燕　四川长江职业学院

华中科技大学出版社
http://press.hust.edu.cn
中国·武汉

内 容 简 介

本教材是护理专业的核心课程教材。

本教材分为教学用书和学生手册,教学用书分为铺床技术、防控感染、饮食护理技术、排便护理技术等16个单元,学生手册包括30个任务单,将16个操作技能的完成演变成临床真实案例中的护理任务。

本教材可供护理、助产、智慧养老等专业使用。

图书在版编目(CIP)数据

基础护理技术/郑进,蒋燕主编.—武汉:华中科技大学出版社,2023.1(2024.1重印)
ISBN 978-7-5680-8999-9

Ⅰ.①基⋯ Ⅱ.①郑⋯ ②蒋⋯ Ⅲ.①护理学 Ⅳ.①R47

中国国家版本馆 CIP 数据核字(2023)第 006886 号

基础护理技术
Jichu Huli Jishu

郑　进　蒋　燕　主编

策划编辑:余　雯
责任编辑:余　雯
封面设计:原色设计
责任校对:谢　源
责任监印:周治超
出版发行:华中科技大学出版社(中国·武汉)　　电话:(027)81321913
　　　　　武汉市东湖新技术开发区华工科技园　　邮编:430223
录　　排:华中科技大学惠友文印中心
印　　刷:武汉开心印印刷有限公司
开　　本:787mm×1092mm　1/16
印　　张:14.25
字　　数:350 千字
版　　次:2024 年 1 月第 1 版第 2 次印刷
定　　价:59.80 元(含学生手册)

前言

为贯彻落实《国务院办公厅关于深化医教协同进一步推进医学教育改革与发展的意见》(国办发[2017]63号)等有关文件精神,不断推动职业教育教学改革,推进信息技术与医学教育融合,加强医学人才培养,使职业教育切实对接岗位需求,本教材内容与形式及呈现方式更加切合现代职业教育需求,培养具有整体护理观的护理人才。本教材结合课程教学大纲,由院校教学和临床一线的教师、专家悉心编写而成。

本教材是护理专业的核心课程教材,教材的主要内容包括16个学习单元,32个任务模块。包括教学用书和学生手册。

教学用书供教师和学生使用,包含16个学习单元,护理专业核心的16项技能如铺床技术、防控感染、饮食护理技术、排便护理技术、口服给药技术、静脉输液技术、静脉输血技术、咽拭子标本采集技术等的理论知识和操作流程、注意事项和健康教育,包括单元学习指引、引言、定义、学习目标、学习内容等。

学生手册供学生使用,将16个操作技能的完成演变成临床真实案例中的护理任务,包括30个任务单,任务单设置从下发任务到解剖部位的绘制,生理知识的书写,医嘱的书写,到与患者的沟通方案的书写,操作流程等,做好这些操作准备后完成操作,最终教师可用教师评分表对学生操作进行评分,学生可用学生自评表进行自我评分。体现团队合作,自主学习,完成任务。由传统死记硬背式机械的学习方式改变为自主学习、合作学习、探究学习,教师成为任务完成的促进者而不是知识的传授者,运用灵活多变的教学,引导学生学会操作。

本教材突出基本理论、基本知识、基本技能和人文精神。理论部分以"必需,够用"为度,详略得当;技能部分强调操作流程的精练和规范,体现人文关怀。本教材主要供高职高专院校护理、助产、智慧养老等专业的师生使用,可作为广大临床护理工作者进修提高的参考用书。

因编写时间较短,编者能力水平有限,书中难免有疏漏之处,恳请使用本教材的广大师生和临床工作者批评指正。

编者

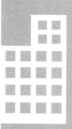

目录

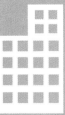

单元一 铺床技术

> **单元学习指引**

本单元学习保持病区床单位清洁的铺床技术,包括铺备用床、铺暂空床和铺麻醉床。本单元要求熟练操作这三种铺床技术,辨别三者的异同,并在实际工作中选择使用。

本单元课内学习时间为 10 学时。

> **引言**

床单位是指在住院期间医疗机构提供给患者使用的家具和设备,是患者住院期间休息、睡眠、饮食、排泄、活动与治疗的最基本的生活单位。无论将来是在社区、养老机构或医院工作,都需要熟练操作铺床技术,使病室保持清洁,有利于患者恢复健康,身心舒适。

> **定义**

铺床技术 病区的床单位要保持清洁,床上用物需要定期更换。铺床技术的基本要求是平、整、紧,达到舒适安全、实用的目的。常用的铺床技术有铺备用床、铺暂空床和铺麻醉床。

> **学习目标**

(1)铺备用床。
(2)铺暂空床。
(3)铺麻醉床。

单元一 PPT

任务 1.1　铺 备 用 床

一、床单位及设施

床单位的固定设施有床、床上用物、床头桌、床旁椅及过床桌、输液架、床帘、照明灯、呼叫对讲装置、中心供氧装置和负压吸引装置(图 1-1,图 1-2)。

(一)病床

病床是患者休息和睡眠的主要用具,必须实用、耐用、安全和舒适。现临床采用的病床有普通病床和电动控制的多功能床两种。普通病床的床头和床尾可手摇抬高,方便患者更换卧位。电动控制的多功能床可根据患者的需要,自由升降,改变床的高度、变换患者姿势、调节床挡等。控制按钮设在患者可触及的范围内,便于清醒患者自主调节(图 1-3,图 1-4)。

医院的病床必须具备以下特点。

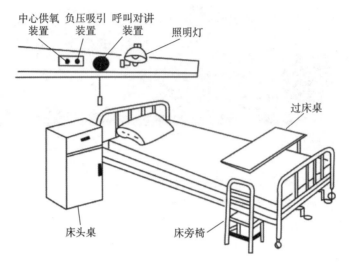

图 1-1　病床单位 1

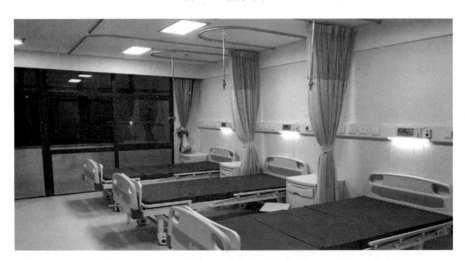

图 1-2　病床单位 2

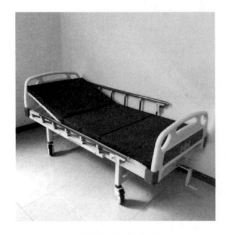

图 1-3　普通病床

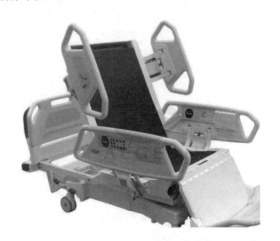

图 1-4　电动控制的多功能床

1.高度可以升降 一般病床长 2 m、宽 0.9 m、高 0.5 m。能升降的病床可防止医护人员工作时身体过度伸展或弯曲,避免腰背部肌肉过度疲劳及损伤的发生。病床高度的升降有利于患者上下床,避免发生坠床的危险。

2.床头和床尾的高度可以调整 可根据患者的需要分别摇起床头、床尾,满足患者休息、治疗和护理的需要。

3.备有活动床挡 为了保证患者安全,病床的两侧有活动护栏,可以预防老人、小孩、意识不清的患者坠床。病床四脚设置脚轮,以方便移动。

(二)床上用品

1.床垫 床垫的长、宽与病床同规格,厚 0.1 m。可以用棉花、木棉做垫芯,包布制作应选用牢固的布料。患者大部分时间卧于床上,所以床垫应结实,以免因各部位承受重力不同而凹凸不平。

2.床褥 床褥的长、宽与床垫相同,褥芯用棉花制作,吸水性强,褥面用棉布制作。

3.棉胎 棉胎长 2.3 m,宽 1.6 m,多用棉花制作,也可用人造棉制作或用羽绒被。

4.大单 大单长 2.5 m,宽 1.8 m,用棉布制作。

5.被套 被套长 2.5 m,宽 1.7 m,用棉布制作,尾端开口处钉有布带或纽扣。

6.枕套 枕套长 0.65 m,宽 0.45 m,用棉布制作。

7.中单 中单长 1.7 m,宽 0.85 m,用棉布制作。现医院多用一次性中单。

8.橡胶中单 橡胶中单长 0.85 m,宽 0.65 m,长的两端各加棉布 0.4 m。

二、病床的分类

病床的分类见图 1-5。

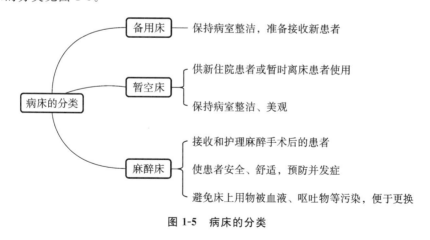

图 1-5 病床的分类

三、铺备用床

(一)铺备用床的目的

铺备用床的目的是保持病室整洁,准备接收新患者。

(二)铺备用床的评估内容

(1)检查床头中心供氧装置、负压吸引装置管道通畅,呼叫对讲装置完好。床、床垫性能完好。

（2）病室内无患者进餐或治疗。

(三)铺备用床的准备工作

1. 护士准备　洗手、衣帽整洁、戴口罩、熟悉铺备用床的方法。

2. 用物准备　护理车上层备枕芯、枕套、棉胎或毛毯、被套、大单、床褥、床刷及刷套、手消毒液。折叠好各单并按使用先后顺序摆放。

3. 环境准备　病室安静、清洁、通风良好。

(四)操作流程

铺备用床的操作流程见表1-1。

表1-1　铺备用床的操作流程

流程		要点说明
评估及准备	病室环境	病室内无患者进餐或治疗,已消毒通风,适合操作
	治疗室护士	着装整洁,已修剪指甲,按七步洗手法的要求洗手,戴口罩
	治疗室用物	准备齐全,折叠方法正确,按顺序放置于护理车上
实施	铺床前准备	1.携用物至床旁,移开床头桌(离床约20 cm),移床旁椅至床尾正中(离床约15 cm)
		2.检查床垫完好,酌情清扫床垫
		3.将护理车放置在床尾
	铺平床褥	铺床褥,上缘齐床头
	铺大单(斜角法)	1.将大单放于床褥上,中线对齐床中线,按顺序打开
		2.先铺近侧床头大单:一只手托起床头的床垫,另一只手伸过床头中线,将大单塞于床垫下
		3.铺床角:在距床头约30 cm处,向上提起大单边缘,使其同床边垂直呈一等腰三角形。以床沿为界将三角形分为两半。上半三角暂时覆盖于床上,将下半三角平整地塞于床垫下,再将上半三角翻下塞于床垫下
		4.至床尾,拉紧大单,同法铺好床角
		5.两手拉紧大单中部边缘,平整塞于床垫下
		6.转至对侧,同法铺好对侧大单
	套被套("S"形)	1.将被套正面向外,中缝对齐床中线,齐床头放置,分别向床尾、两侧打开,开口向床尾,将开口端上层被套向上拉约1/3
		2.将"S"形折叠的棉被放入开口处,拉棉被上端至与被套封口处对齐,再将竖褶棉被逐层打开,对好两上角
		3.盖被上缘与床头齐,至床尾逐层拉平,系带
		4.将盖被边缘向内折叠与床沿齐,铺成被筒,尾端向内折叠与床尾齐
		5.转至对侧,同法铺好另一侧盖被
	套枕套	将枕套套于枕芯上,四角充实。枕头平放于床头盖被上,开口端背门放置
	归位整理	1.将床头桌、床旁椅放回原处
		2.推护理车回治疗室,洗手

（五）注意事项

（1）按使用顺序准备、放置用物，减少走动的次数。

（2）动作轻、稳，避免尘埃飞扬，避开患者进餐或治疗的时间。

（3）正确应用节力原则，保持姿势正确，动作轻巧、敏捷。

任务 1.2　铺 暂 空 床

一、铺暂空床的目的

患者暂时离开病室去做检查、请假出院办事，床铺暂时无人时为了保持病室整洁、美观可铺暂空床。

二、铺暂空床的评估内容

（1）核对患者身份、信息，解释操作目的。

（2）核对患者年龄、诊断、病情，有无外出活动、检查等离床情况。

三、铺暂空床的准备工作

1.护士准备　洗手、衣帽整洁、戴口罩，熟悉铺暂空床的方法。

2.用物准备　同铺备用床，必要时备一次性中单。

3.环境准备　无患者进行进餐或治疗。

四、操作流程

铺暂空床的操作流程见表1-2。

表 1-2　铺暂空床的操作流程

流程		要点说明
评估及准备	病室环境	病室内无患者进餐或治疗，已消毒通风，适合操作
	治疗室护士	着装整洁，已修剪指甲，按七步洗手法的要求洗手，戴口罩
	治疗室用物	准备齐全，折叠方法正确，按顺序放置于护理车上
	铺备用床	先铺好备用床
	三折盖被	将暂空床盖被上端向内折叠，然后像扇形一样三折于床尾，使之与床平齐
	铺一次性中单	根据病情需要，铺一次性中单，中线和床中线对齐，铺在床中部时，上缘距离床头 45～50 cm，边缘下垂部分一并塞于床垫下
	套枕套	将枕套套于枕芯上，四角充实。枕头平放于床头盖被上，开口端背门放置
	归位整理	1.将床头桌、床旁椅放回原处
		2.推护理车回治疗室，洗手

五、注意事项

根据患者病情、伤口情况确定铺一次性中单的位置。

任务 1.3　铺 麻 醉 床

一、铺麻醉床的目的

(1)接收和护理麻醉手术后的患者。
(2)使患者安全、舒适,预防并发症。
(3)避免床上用物被血液、呕吐物等污染,便于更换。

二、铺麻醉床的评估内容

(1)核对患者身份信息,解释操作目的。
(2)核对患者年龄、意识状态、诊断、病情、治疗情况;手术名称、部位、时间和麻醉方式;床头中心供氧装置、负压吸引装置管道通畅;必要时备引流器及抱救设备。

三、铺麻醉床的准备工作

1.护士准备　洗手、衣帽整洁、戴口罩,熟悉铺麻醉床的方法。
2.用物准备
(1)护理车上层:
①床上用物同铺备用床,另备一次性中单2条。
②麻醉护理盘:无菌包或容器内置通气导管、吸氧导管、吸痰管、开口器、压舌板、舌钳、牙垫、治疗碗、平镊、纱布数块。无菌包外置血压计、听诊器、治疗巾、弯盘、棉签、胶布、别针、手电筒、护理记录单、笔等。
(2)其他用物:污物袋,必要时备胃肠减压器、心电监护仪。
3.环境准备　病室安静、清洁、通风良好,无患者进餐或治疗。

四、操作流程

铺麻醉床的操作流程见表 1-3。

表 1-3　铺麻醉床的操作流程

流程		要点说明
评估及 准备	病室环境	病室内无患者进餐或治疗,已消毒通风,适合操作
	治疗室护士	着装整洁,已修剪指甲,按七步洗手法的要求洗手,戴口罩
	治疗室用物	准备齐全,折叠方法正确,按顺序放置于护理车上

续表

流程		要点说明
实施	撤出污单	撤除污染的大单、被套、枕套,放入污物袋内
	铺平大单	同铺备用床法铺好近侧大单
	三折盖被	将暂空床盖被上端向内折叠,然后像扇形一样三折于床尾,使之与床平齐
	铺一次性中单	根据患者的手术部位和麻醉方式铺一次性中单。先铺床中部(同铺暂空床),再铺床头,上缘与床头平齐,下缘压在中部一次性中单上,床缘下垂部分塞于床垫下,逐层铺好大单、中单
	套被套枕套	同铺备用床
	归位整理	1.将床头桌、床旁椅放回原处
		2.推护理车回治疗室,洗手

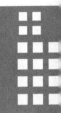

单元二
防控感染

> **单元学习指引**

本单元学习医院内感染的概念、分类、发生条件、促发因素、预防;常用清洁、消毒、灭菌方法;无菌技术操作原则以及操作要点等。了解医院内感染的分类、形成原因和预防措施,熟练使用常用消毒灭菌方法和无菌技术,形成无菌观念,严格遵守无菌技术操作原则与操作方法,确保患者的安全,防控医院内感染。

本单元课内学习时间为 8 学时。

> **引言**

医院内感染的预防就像一座大坝、一道防线,保护着医疗工作的正常运行,它离不开全体医护人员的共同努力。堤溃蚁穴,气泄针芒,医院内感染防控工作亦如是。在日常工作中,医护人员的自我防护意识和无菌观念不可忽视,医院内感染防控工作体现在我们日常护理工作的一招一式中。每一位医护人员都将在保证患者的医疗安全、不断降低医院感染风险的道路上执着前行。

> **定义**

1. 感染源　感染源是指病原微生物生存、繁殖及排出的场所或宿主(人或动物)。

2. 医院内感染　医院内感染是指住院患者在医院内获得的感染,包括在住院期间发生的感染和在医院内获得、出院后发生的感染。

3. 外源性感染　外源性感染又称为交叉感染,指身体外病原微生物通过直接或间接感染途径导致机体发生的感染。

4. 内源性感染　内源性感染又称为自身感染,感染源来自患者本人。内源性感染既可导致自身感染,也具有传播他人的能力。

5. 易感宿主　易感宿主是指对感染性疾病缺乏免疫力而易感染的人。

6. 清洁　清洁是用物理方法清除污染物体表面的污秽,以去除和减少病原微生物。清洁是预防医院内感染有效、经济的基本措施。

7. 消毒　消毒是利用物理或化学的方法清除或杀灭除芽孢以外的全部病原微生物,使消毒的对象达到无害化。

8. 灭菌　灭菌是利用物理或化学的方法去除或杀灭所有微生物的过程,包括致病和非致病微生物及细菌芽孢和真菌孢子。

9. 无菌技术　无菌技术是在医疗、护理操作过程中,防止一切微生物侵入人体和保持无菌物品、无菌区域不被污染的操作技术。

10. 无菌物品　无菌物品是指经过灭菌处理后未被污染的物品。包括进入血液、组织、体腔的医疗器材和用品,如手术器械、注射用具及置入体腔的引流管等。

11. 无菌区域 无菌区域是指经过灭菌处理后未被污染的区域。

12. 非无菌物品或非无菌区域 非无菌物品或非无菌区域是指未经过灭菌处理或经过灭菌处理后被污染的物品或区域。

➤ 学习目标

（1）防控医院内感染。

（2）掌握无菌技术。

单元二 PPT

任务 2.1 防控医院内感染

一、医院内感染概念

广义地讲，任何人在医院活动期间遭受病原微生物侵袭而引起的诊断明确的感染或疾病称为医院内感染，包括患者、探视者和医院工作人员在医院内受到的感染。因为门急诊患者、陪护人员、探视人员及其他流动人员在医院停留时间短暂，难以确定其感染来源，所以医院内感染的对象主要指住院患者，故医院内感染是指住院患者在医院内获得的感染，包括在住院期间发生的感染和在医院内获得、出院后发生的感染。医院工作人员在医院内获得的感染也属于医院内感染。

二、医院内感染的分类

1. 外源性感染 外源性感染又称为交叉感染，指身体外病原微生物通过直接或间接感染途径导致机体发生的医院内感染。如患者与患者之间、患者与医护人员之间或医院职工之间的直接感染，以及通过水、空气、医疗器械等的间接感染。

〔案例〕 患者，男，36 岁。因滑冰时不慎摔倒致左侧踝部疼痛伴活动受限 1 天来院就诊，经医生查体和相关检查，门诊以左踝骨折收治入院。在硬膜外麻醉下行左踝骨折切开复位固定术，术后留置导尿管，导尿管拔出第 2 天该患者出现发热、尿急、尿痛，急查尿常规 WBC+++。初步诊断为泌尿系统感染。给予抗感染治疗后，该患者体温逐步下降，尿路刺激症状明显减轻。

2. 内源性感染 内源性感染的感染源为患者本人。患者身体某些特定部位（皮肤、泌尿生殖道、胃肠道、呼吸道及口腔黏膜等）的常居菌或暂居菌，或来自外部环境并定植在这些部位的正常菌群，以及身体其他部位感染的病原微生物，在个体的抵抗力下降、菌群易位或菌群失调时，成为内源性感染的重要来源。内源性感染既可导致自身感染，也具有传播他人的能力。

三、医院内感染发生的原因

（一）机体内在因素

1. 生理因素 生理因素包括年龄、性别等。如婴幼儿自身免疫系统发育尚不完善，老人

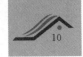

各器官功能衰退,女性月经期、妊娠期等抵抗力较差,易发生医院内感染。

2.病理因素　因某些疾病导致机体免疫力下降时易发生医院内感染,如恶性肿瘤、血液病、糖尿病、肝肾疾病等使机体免疫力下降;放疗、化疗及各种免疫抑制剂的应用损伤个体免疫功能;皮肤黏膜损伤、昏迷患者发生误吸等诱发感染。

3.心理因素　个体的主观能动性降低、负性情绪、受暗示等在一定程度上可使个体的抵抗力下降。

(二)机体外在因素

1.侵入性诊疗操作　现代诊疗技术尤其是各种侵入性诊疗操作的增加,如各种穿刺、置管、血液净化、器官移植等,破坏了皮肤黏膜及血液屏障能力,无菌操作及隔离不当可致使病原微生物入侵,从而导致医院内感染的发生。

2.不合理地使用抗生素　如无适应证的预防性用药,术前和术后用药时间过长,用药剂量过大和联合用药过多,均可破坏体内正常菌群,导致耐药菌株增加、菌群失调,引起二重感染。

3.放疗、化疗及免疫抑制剂的应用　进行放疗、化疗的恶性肿瘤患者,在杀死肿瘤细胞的同时,正常细胞也受到损伤;应用免疫抑制剂的患者,因抑制机体的免疫系统,降低了患者机体的防御能力,易发生医院内感染。

4.医院环境　医院集聚各类感染患者,其环境易受各种病原微生物的污染,从而增加了医院内感染的机会。

5.医院内感染管理机制不健全　医院内感染管理机构及管理制度不健全,医护人员缺乏医院内感染的相关知识、操作不规范等均会增加医院内感染的发生。

四、医院内感染发生的条件

医院内感染的形成必须具备传染源、传播途径和易感宿主三个环节,当三者同时存在并相互联系时构成了感染链,导致感染的发生。因此,医护人员可通过控制传染源、切断传播途径、保护易感人群等措施来切断感染链,达到预防医院内感染的目的。

(一)感染源

感染源是指病原微生物生存、繁殖及排出的场所或宿主(人或动物)。在医院内感染中,主要的感染源如下。

1.患者自身　内源性感染的感染源是患者自身,寄居在患者身体某些特定部位(皮肤、泌尿生殖道、胃肠道、呼吸道及口腔黏膜等)或来自外部环境定植在这些部位的常住菌或暂居菌,在个体抵抗力下降或发生菌群易位时可引起患者自身感染或向外界传播感染。

2.已感染的患者　感染后有临床症状的患者是最重要的感染源,病原微生物从患者体内不断排出,这些病原微生物往往具有耐药性、致病力强等特点,而且容易在另一易感宿主体内生长和繁殖。

3.病原携带者　感染后无临床症状的患者,其体内的病原微生物不断生长繁殖并排出体外,是另一主要的感染源。可见于患者及其家属、探视者和医院工作人员。因无症状易被忽视。

4.医院环境　医院的空气、水源、食品、垃圾、病房设施、器械等容易受各种病原微生物的污染而成为感染源。如铜绿假单胞菌、沙门菌等兼有腐生特性的革兰阴性杆菌,可在潮湿的环境或液体中存活并繁殖达数月以上。金黄色葡萄球菌、肺炎链球菌等在干燥的环境物体表面可存活多日,随着时间的延长其致病力降低。

5.动物感染源　各种动物如蚊、蝇、蟑螂、蜱、螨、鼠等都可能感染或携带病原微生物成为感染源。

(二)传播途径

传播途径是指病原微生物从感染源传至易感宿主的途径或方式。内源性感染主要由病原微生物在机体的易位而导致,是自身直接接触感染;外源性感染的发生可有多种传播途径,主要的传播途径如下。

1.接触传播　接触传播是指病原微生物通过手、医疗器材等其他媒介物直接或间接接触导致的传播,是医院内感染最常见和主要的传播途径。最常见的传播媒介是医护人员的手,因医护人员的手经常接触患者、患者分泌物、排泄物及被患者污染的物品、环境,被污染后若不及时处理就会把病原微生物传播给其他患者、物品和周围环境;公用的医疗器械、用具消毒不严造成的感染,如呼吸机相关性肺炎、导管相关血流感染等;医院水源、食物被病原微生物污染造成的感染,如细菌性痢疾、霍乱等。

2.空气传播　空气传播是指带有病原微生物的微粒子($d \leqslant 5 \mu m$)通过空气流动导致远距离的疾病传播。如开放性肺结核患者排出结核菌通过空气传播给易感人群。

3.飞沫传播　飞沫传播是指带有病原微生物的飞沫核($d > 5 \mu m$)在空气中短距离(1 m内)移动到易感人群的口、鼻腔黏膜导致的疾病传播。如患者在咳嗽、打喷嚏时可从口、鼻腔喷出含有病原微生物的小液滴,进行吸痰操作时可产生液体微粒,这些小液滴或微粒形成了飞沫,飞沫在空气中飘浮时间不长,只能近距离传播给密切接触者。如白喉、麻疹、急性传染性非典型肺炎、猩红热、肺鼠疫等主要通过飞沫传播。

4.生物传播　生物传播是指动物或昆虫携带病原微生物作为人体疾病传播的中间宿主。病原微生物在动物或昆虫中感染、繁殖并传播。如蚊子叮咬传播疟疾、乙型脑炎、登革热等;宰杀感染动物时,病原微生物侵入破损的伤口或吸入含菌的气溶胶而导致的感染。

(三)易感宿主

易感宿主是指对感染性疾病缺乏免疫力而易感染的人。将易感宿主作为一个总体,称为易感人群。医院是易感人群相对集中的地方,容易发生感染和感染的流行。病原微生物传播到宿主后是否引起感染主要取决于病原微生物的毒力和宿主的易感性。宿主的易感性取决于病原微生物的定植部位和宿主的防御功能。医院内感染常见的易感人群主要有婴幼儿及老人,特别是早产儿及低体重儿;机体免疫功能严重受损者;营养不良者;接受各种免疫抑制剂治疗者;不合理使用抗生素的患者;接受各种侵入性诊疗操作者;手术时间或住院时间长者;精神状态差者。

任务2.2　无　菌　技　术

一、无菌技术操作原则

1.环境准备　操作区域要清洁、宽敞、明亮,定期消毒,无菌操作前 30 min 通风,停止清扫地面,减少人员走动,以降低室内空气中的尘埃。操作台清洁、干燥、平坦。

2.操作者准备 衣帽穿戴整洁,修剪指甲、洗手,戴口罩。必要时穿无菌衣,戴无菌手套。

3.物品管理

(1)无菌物品和非无菌物品应分别放置,并有明显标志。

(2)无菌物品必须存放在无菌包或无菌容器内,无菌包或无菌容器外有日期,物品按有效期或失效期先后顺序置于无菌区域的柜内或货架上。

(3)定期检查无菌物品保存情况,无菌包在干燥、未污染情况下的保存期一般为 7 天,过期或包布受潮、破损均应视为有菌,应重新灭菌。

4.操作中保持无菌

(1)明确划分无菌区和非无菌区,操作者应面向无菌区,身体与无菌区保持一定距离;手臂须保持在腰部水平以上或操作台面以上;不可跨越无菌区。操作时,不可面对无菌区讲话、咳嗽、打喷嚏。

(2)取用非独立包装的无菌物品时,必须用无菌持物钳夹取;未经消毒的用物不可触及无菌物或跨越无菌区;无菌物品一经取出,即使未使用,也不可放回无菌容器内;无菌物品不可在空气中暴露过久;一份无菌物品仅供一位患者使用,一人一消毒,防止交叉感染。

(3)操作中,无菌物品疑有污染或已被污染后不可使用,应予更换或重新灭菌。

二、无菌技术操作方法

【无菌持物钳使用方法】

(一)目的

取用或传递无菌物品,保持无菌物品的无菌。

(二)评估

(1)根据夹取物品的种类选择合适的持物钳。

(2)操作环境整洁、宽敞、明亮、已消毒。

(3)无菌物品存放合理,无菌包或容器外标签清楚,在有效期内。

(三)准备

1.操作者准备 着装整洁、剪指甲、洗手,戴口罩;熟悉操作方法。

2.环境准备 光线适宜,整洁、宽敞。

3.用物准备 无菌持物钳、无菌浸泡容器。

(四)无菌持物钳的种类和存放方法

1.无菌持物钳的种类 无菌持物钳有三叉钳、卵圆钳和长、短镊子等。

(1)三叉钳上端较粗,呈三叉形并以一定弧度向内弯曲,常用于夹取较大或较重物品,如瓶、罐、盆、骨科器械等。

(2)卵圆钳上端有两个卵圆形小环,可夹取刀、剪、镊、治疗碗、弯盘等。

(3)镊子分长、短两种,其尖端细小,轻巧方便,适用于夹取针头、棉球、纱布等。

2.无菌持物钳的存放方法

(1)湿式保存法:将无菌持物钳经压力蒸汽灭菌后浸泡在盛有消毒液的大口有盖无菌容器内,液面要浸没持物钳轴节以上 2～3 cm 或镊子长度的 1/2,每个容器内只能放置一把无

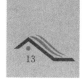

菌持物钳(图 2-1)。

(2)干燥保存法:将盛有无菌持物钳的无菌干罐保存在无菌包内,在集中治疗前开包使用,4 h 内有效。

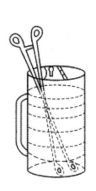
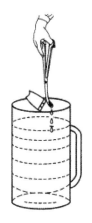

图 2-1　无菌持物钳的湿式保存法

(五)操作流程

无菌持物钳使用流程见表 2-1,图 2-2。

表 2-1　无菌持物钳使用流程

流程	要点说明
准备	操作者洗手、戴口罩,根据操作目的准备用物
取钳	1.打开浸泡容器盖
	2.持无菌持物钳上 1/3 处(无菌面以上),将其移至容器中央使钳端闭合,垂直取出
	3.钳端不可触及容器口缘及液面以上的容器内壁,以免污染
用钳	1.使用时保持钳端向下
	2.不可倒转向上,以免消毒液倒流(干燥保存法除外)
还原	1.闭合钳端,垂直放回浸泡容器内,避免触及容器口周围
	2.打开钳端、盖上容器盖,以充分浸泡消毒

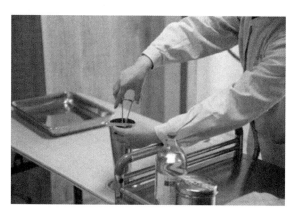
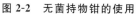
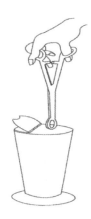

图 2-2　无菌持物钳的使用

(六)注意事项

(1)使用无菌持物钳只能夹取无菌物品,不可夹取油纱布(因油迹可形成保护层,影响消毒液渗透而降低消毒效果),不可用于换药或消毒皮肤。

(2)到远处夹取无菌物品,应将无菌持物钳同容器一起搬移,就地使用,防止无菌持物钳在空气中暴露过久而污染。

(3)持物钳及浸泡容器应定期消毒。浸泡保存时,一般病房每周消毒灭菌 2 次,换药室或使用频繁的科室,应每天消毒灭菌。干燥保存可持续使用 4～6 h。

(七)评价

无菌持物钳及无菌物品未被污染。

【无菌容器使用方法】

(一)目的

无菌容器用于盛放无菌物品并保持其无菌状态。

(二)评估

(1)操作环境整洁、宽敞、明亮;操作台清洁、干燥、平坦。

(2)无菌容器密封并在灭菌有效期内。

(三)准备

1.操作者准备 着装整洁、剪指甲、洗手、戴口罩。

2.用物准备 常用无菌容器,如无菌盒、贮槽、罐。

3.环境准备 整洁、宽敞。

(四)操作流程

无菌容器使用操作流程见表 2-2,打开无菌容器见图 2-3,手持无菌容器见图 2-4。

表 2-2   无菌容器使用操作流程

流程	要点说明
准备	检查无菌容器标签、灭菌日期
开盖	1.打开无菌容器盖,内面向上置于稳妥处或拿在手中
	2.盖子不能在无菌容器上方翻转,以防灰尘落于容器内造成污染
取物	1.拿盖时,手勿触及盖的边缘及内面,防止污染盖内面
	2.用无菌持物钳从无菌容器内垂直夹取无菌物品
关盖	取物后,立即将容器盖翻转,使内面向下,移至容器口上小心盖严
持无菌容器	手托住无菌容器底部,手指不可触及容器边缘及内面

(五)注意事项

(1)无菌容器盖子不可在容器上方翻转,手不可触及盖的内面、容器边缘、不可跨越无菌区。

(2)取出的物品即使未使用也不可放回无菌容器内。

(3)无菌容器应定期灭菌,一经打开使用时间不超过 24 h。

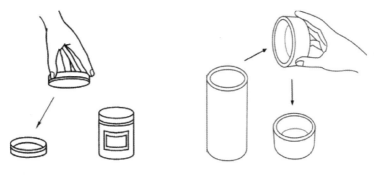

图 2-3 打开无菌容器

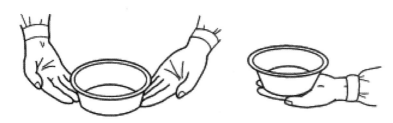

图 2-4 手持无菌容器

(六)评价

无菌容器、无菌持物钳及无菌物品未被污染。

【无菌包使用方法】

(一)目的

用无菌包布包裹无菌物品用以保持无菌物品的无菌状态。

(二)评估

(1)操作环境整洁、宽敞;操作台面清洁、干燥、平坦。

(2)无菌包干燥、包装完好并在灭菌有效期内,化学指示物为标准黑色。

(三)准备

1. 操作者准备　熟悉操作方法;着装整洁、剪指甲、洗手、戴口罩。

2. 用物准备　无菌持物钳、包布(包布由质厚、致密纺织品或医用无纺布制成)、治疗巾、标签、化学指示胶带、签字笔。

3. 环境准备　光线适宜,整洁、宽敞、干燥。

(四)操作流程

使用无菌包的操作流程见表 2-3,打开无菌包法见图 2-5,打开一次性无菌巾法见图 2-6。

表 2-3　使用无菌包的操作流程

流程	要点说明
准备	操作者洗手、戴口罩

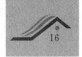

续表

流程	要点说明
核对	1.取出无菌包,核对无菌包名称、灭菌日期、化学指示胶带,有无潮湿、松散,如灭菌不符合要求或已过期,则须重新灭菌
	2.将无菌包置于清洁、干燥、平坦的操作台面上,解开系带卷放好
开包	1.用拇指和示指打开包布外角,再揭开左右两角,最后揭开内角(手只能接触包布外面)
	2.将小包内物品全部取出,经核对无误后,可将包放在一只手上打开,另一只手将包布四角抓住,使内面朝向无菌区域,稳妥地将包内物品放入无菌区内
取物	用无菌持物钳夹取所需物品,置于事先备妥的无菌区内
还原	将剩余无菌物品,依原折痕包好,用系带"一"字形缠绕固定,带端不打结
记录	注明开包日期及时间(有效期 24 h)

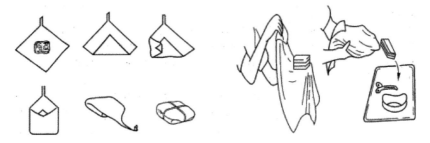

图 2-5 打开无菌包法

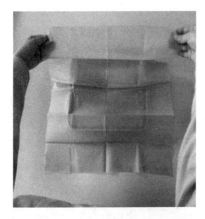

图 2-6 打开一次性无菌巾法

(五)注意事项

(1)无菌包布通常选择质厚、致密、未脱脂的棉布或无纺布。

(2)无菌包的有效期一般为 7 天,过期或受潮时应重新灭菌。无菌包若"一"字形系带包扎表示此包已开过,应查看开包日期和时间,所剩物品未受潮、未被污染的情况下有效期为 24 h。

(3)开无菌包时应选择在清洁、干燥处。包内物品被污染或无菌包被浸湿,须重新灭菌。开包时手不可触及包布的内面,不可跨越无菌区。

(4)一次性物品取用时,应先查看无菌物品的名称、灭菌有效期,包装有无破损,核对无误后方可打开。

(六)评价

(1)包扎无菌包方法正确,松紧适宜。

(2)打开或还原无菌包时,手未触及包布内面及无菌物品。操作时,手臂未跨越无菌区。

【铺无菌盘方法】

(一)目的

将无菌巾铺在清洁干燥的治疗盘内,形成无菌区,可放置无菌物品,以供检查、治疗、护理使用。

(二)评估

无菌物品存放合理,无菌包或容器外标签清楚,无菌物品在灭菌有效期内。

(三)准备

1.操作者准备 着装整洁、剪指甲、洗手、戴口罩;熟悉操作方法。

2.用物准备 无菌持物钳及无菌容器、无菌包、治疗盘、无菌物品及容器、标签、弯盘、签字笔。

3.环境准备 光线适宜,整洁、宽敞。

(四)操作流程

铺无菌盘操作流程见表2-4,图2-7。

表 2-4 铺无菌盘操作流程

流程	要点说明
准备	操作者洗手、戴口罩
开包	按无菌包的使用方法打开无菌包
取巾	用无菌持物钳从包内夹取出1块无菌巾,放于治疗盘内
	将剩余无菌物品按原折痕包好,横向系带("一"字形),并注明开包日期时间
铺巾	1.单层法:双手捏住无菌巾一边外面两角,轻轻抖开,双折平铺于治疗盘上,上层呈扇形折至对侧,开口边向外,无菌巾内面形成无菌区
	2.双层法:双手捏住无菌巾一边外面两角,轻轻抖开,从近到远铺于治疗盘上,捏起上层近侧边角,上层呈扇形折叠,开口向外
覆盖	放入无菌物品后,将上层盖上,上下层边缘对齐,将开口处向上翻折两次,两侧边缘分别向下(或向上)翻折一次
记录	注明铺盘时间(有效期不超过4 h)

(五)注意事项

(1)铺无菌盘的区域必须清洁、干燥,无菌巾避免潮湿。

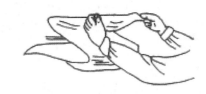

图 2-7　铺无菌盘

（2）操作时，非无菌物品和身体应与无菌盘保持适当的距离，身体部位不可跨越无菌区，手、衣物等非无菌物品不可触及无菌区。

（3）铺好的无菌盘应尽快使用，有效期不得超过 4 h。

（六）评价

（1）无菌物品及无菌区域未被污染，无菌巾无潮湿。

（2）无菌盘内物品放置有序，使用方便。

【取用无菌溶液方法】

（一）目的

在取用无菌溶液过程中，保持无菌溶液的无菌状态。

（二）评估

无菌溶液的标签清晰，名称、浓度、有效期符合要求，核对瓶口无松动、瓶身无裂缝，溶液无变色、浑浊及沉淀。

（三）准备

1. 操作者准备　着装整洁、剪指甲、洗手、戴口罩。

2. 用物准备　瓶装无菌溶液、无菌容器及纱布、弯盘、无菌持物钳、70％～75％乙醇、棉签、启瓶器、签字笔。

3. 环境准备　光线适宜，整洁、宽敞。

（四）操作流程

取用无菌溶液操作流程见表 2-5，图 2-8。

表 2-5　取用无菌溶液操作流程

流程	要点说明
准备	操作者着装整洁，洗手、戴口罩
核对	核对药名、剂量、浓度、有效期，核对瓶盖有无松动、瓶体有无裂缝，对光检查溶液有无沉淀、浑浊、变色，确认质量后方可使用
开盖	1.启用前用湿布擦净瓶口及瓶身外灰尘，防止启用过程中灰尘脱落，造成瓶口的污染；用启瓶器在标签侧开启铝盖，避免启瓶器与标签对侧瓶口的直接接触
	2.用70％～75％乙醇消毒瓶口2次，棉签转动从非污染处到污染处
	3.用拇指与示指将铝盖带瓶塞一起翻起取下，手不要触及瓶口及瓶塞的内面

续表

流程	要点说明
倒液	标签向上,从标签对侧倒出少许溶液冲洗瓶口,再由原处倒出所需溶液
处理	盖上瓶塞,放置于可回收玻璃类医用垃圾桶内

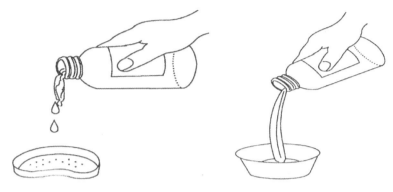

图 2-8　取用无菌溶液

(五)注意事项

(1)翻转瓶塞时,手不可触及瓶口及瓶塞的塞入部分。

(2)倒溶液时,瓶口不可触及无菌容器,亦不能将无菌敷料堵塞瓶或伸入瓶内蘸取溶液。

(3)标签应握在掌心以防沾湿标签,影响查对。已倒出的溶液,虽未使用也不可倒回瓶内。

【无菌操作相关消毒灭菌方法】

(一)压力蒸汽灭菌法

1.概念　压力蒸汽灭菌法是热力消毒灭菌效果最好的一种方法,利用高压饱和蒸汽的高热所释放的潜热灭菌(潜热指 1 g 100 ℃水蒸气变成 1 g 100 ℃的水时,释放出 2255 J 的热能)。主要用于耐高温、高压、潮湿物品,如各类器械、敷料、搪瓷、橡胶、耐高温玻璃用品及溶液等的灭菌。压力蒸汽灭菌器分下排气式压力蒸汽灭菌器和预真空压力蒸汽灭菌器两大类。

2.压力蒸汽灭菌效果的监测

化学监测法比较简便,是目前广泛使用的常规监测手段。主要是通过灭菌后化学指示剂的颜色变化来辨别是否达到灭菌要求。如化学指示胶带法,使用时将其粘贴在需灭菌物品的包装外面(图 2-9);化学指示卡放在灭菌包或标准试验包的中央部位,在 121 ℃持续 20 min 或 132 ℃保持 4 min 后,化学指示卡颜色变黑达到标准色,表示达到灭菌效果(图 2-10)。

(二)紫外线灯管消毒法

1.概念　紫外线是波长在 100～400 nm 的电磁波,消毒使用的是 C 波,杀菌力最强,波长范围在 250～270 nm。通电后汞气化放出紫外线 5～7 min 后,空气中的氧气受紫外线照射电离产生臭氧,可增强杀菌效果。常用悬吊式紫外线消毒灯、移动式紫外线消毒灯或紫外线消毒箱。常用于物体表面和空气的消毒(图 2-11)。

2.消毒方法

(1)消毒前清洁室内(紫外线易被灰尘微粒吸收且穿透性差),关闭门窗,禁止人员出入,

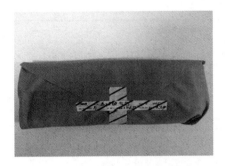
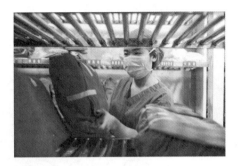

图 2-9　化学指示胶带变色

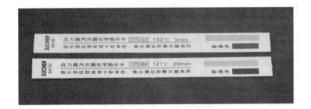

图 2-10　化学指示卡变色

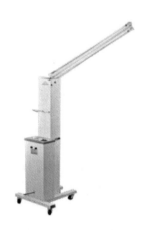
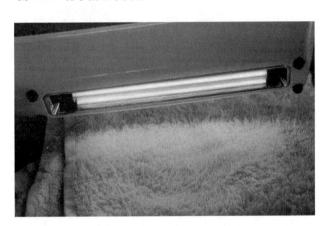

图 2-11　紫外线灯

室内安装紫外线灯的数量为每平方米不小于 1.5 W，一般每 10 m³ 安装 30 W 紫外线灯管 1 支，有效距离不超过 2 m，照射时间为 30～60 min。

（2）物品消毒选用 30 W 紫外线灯管，消毒时应将物品摊开或挂起以减少遮挡，有效距离为 25～60 cm，每面照射时间为 20～30 min。

3. 注意事项

（1）保持灯管洁净。灯管表面一般每周用无水乙醇纱布擦拭 1 次，发现灯管表面有灰尘、油污时应随时擦拭。

（2）消毒物品时应定时翻动物品，使各面受到直接照射。

（3）加强个人防护。紫外线对眼睛及皮肤有强烈的刺激作用，可引起眼炎或皮炎。所以，照射时嘱患者离开照射房间或双眼戴墨镜，暴露的肢体用被单遮盖，照射后病室应通风换气。

（4）消毒环境适宜。室内温度为 20～40 ℃，相对湿度为 40％～60％。

（5）记录消毒时间。从灯亮 5～7 min 开始计时。如需再次使用应间歇 3～4 min。

（6）定期监测杀菌效果及紫外线辐射强度。

（三）臭氧消毒法

臭氧灭菌器通电后可将空气中氧气转化成臭氧，臭氧主要依靠其强氧化性，杀灭细菌繁殖体和芽孢、病毒、真菌等，并可破坏肉毒杆菌毒素。主要用于空气、医院污水、诊疗用水及物品表面消毒。因臭氧对人体有害，使用臭氧灭菌灯时，应关闭门窗，人员须离开现场。空气消毒后开窗通风 30 min 后方可进入。臭氧稳定性极差，在常温下可自行分解为氧（图 2-12）。

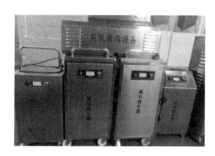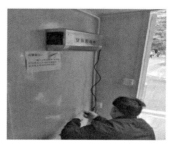

图 2-12　臭氧灭菌器

单元三
口腔护理技术

> **单元学习指引**

本单元学习口腔的解剖结构,特殊口腔护理液的选择,口腔护理技术操作流程、注意事项,操作中与患者的沟通交流及操作完成后对患者及其家属的健康教育。

本单元课内学习时间为 8 学时。

> **引言**

口腔清洁是人类基本的生理需要之一。口腔清洁可使患者感到舒适、愉悦,维持良好的自我形象,增强自信。口腔与外界相通,是病原微生物侵入机体的主要途径之一,因此,口腔内存有大量的致病性和非致病性微生物。健康人由于机体抵抗力强,唾液中溶菌酶的杀菌作用,以及每天饮水、进食、刷牙、漱口等活动可减少微生物或清除细菌,较少出现口腔健康问题。但当患病时,机体抵抗力下降,上述活动减少,口腔内微生物迅速繁殖,易发生口腔炎症、溃疡甚至继发腮腺炎、中耳炎等并发症。同时,还会引起口臭、龋齿,影响食欲及消化功能,甚至影响患者自我形象,产生一定的社交障碍,护士应向患者解释口腔卫生的重要性,介绍口腔护理的有关知识,指导患者养成良好的饮食及口腔卫生习惯。同时护理时也要尽可能确保患者的独立性,保护患者隐私。

> **定义**

1.口腔护理　口腔护理是指对口腔器官里的牙、舌、腭、颊等部位的清洁和保护。

2.开口器　开口器是用于呼吸困难或者神志不清需洗胃等操作时撑开口腔的器械。

3.昏迷　昏迷是完全意识丧失的一种类型,是临床上的危重症。昏迷的发生,提示患者的脑皮质功能发生了严重障碍。主要表现为完全意识丧失,随意运动消失,对外界刺激的反应迟钝或消失,但患者还有呼吸和心跳。

> **学习目标**

熟练操作特殊口腔护理技术。

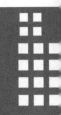

单元三 **PPT**

任务 3　口腔护理技术

一、特殊口腔护理的目的

特殊口腔护理是指对有高热、昏迷、禁食、危重、鼻饲、口腔疾病、大手术、血液病、需大剂量放疗和化疗、生活自理能力缺陷者进行的口腔护理。特殊口腔护理的目的有以下几点。

（1）保持口腔清洁、湿润，使患者舒适，预防口腔感染等并发症。

（2）去除口臭、牙垢，促进食欲，保持口腔正常功能。

（3）通过观察口腔黏膜、舌苔的变化及特殊的口腔气味，为诊断和治疗疾病提供依据。

二、评估患者状态

主要是评估患者意识状况、生活自理能力及口腔基本状况等。

1. 评估患者意识状态　一是辨识患者，查对患者的床号、姓名、手腕带、床头床尾卡等；二是使用格拉斯哥（GCS）昏迷评分表（表 3-1）对患者进行意识状态评估；三是使用患者意识状态分类表（表 3-2）确定患者意识状态。

表 3-1　格拉斯哥（GCS）昏迷评分表

项目	刺激	患者反应		评分
睁眼 （E）	自发	自己睁眼		4 分
	语言	呼叫时睁眼		3 分
	疼痛	疼痛刺激时睁眼		2 分
		任何刺激不睁眼		1 分
	如因眼肿、骨折等不能睁眼，应以"C"（closed）表示			C
言语反应 （V）	语言	能正确会话		5 分
		语言错乱，定向障碍		4 分
		说话能被理解，但无意义		3 分
		能发出声音，但不能被理解		2 分
		不发声		1 分
	因气管插管或切开而无法正常发声，以"T"（tube）表示			T
	平素有言语障碍史，以"D"（dysphasic）表示			D
运动反应 （M）	口令	能执行简单的命令		6 分
	疼痛	疼痛时能拨开医生的手		5 分
		对疼痛刺激有反应，肢体会回缩		4 分
		对疼痛刺激有反应，肢体会弯曲，呈"去皮质强直"姿势		3 分
		对疼痛刺激有反应，肢体会伸直，呈"去大脑强直"姿势		2 分
		对疼痛无任何反应		1 分
15 分意识清楚；12～14 分轻度意识障碍；9～11 分中度意识障碍；3～8 分昏迷				总分

表 3-2　患者意识状态分类表

意识状态	描述	各种反射情况
清醒 状态	患者对自身及周围环境的认识能力良好，应包括正确的时间定向、地点定向和人物定向。当检查者问及姓名、年龄、地点、时间等问题时，患者能做出正确回答	患者吞咽、瞳孔、角膜等反射均存在

续表

意识状态	描述	各种反射情况
嗜睡状态	以意识清醒程度降低为主的一种意识障碍形式。指患者意识清醒程度降低较轻微,呼叫或推动患者肢体,患者可立即清醒,并能进行一些简短而正确的交谈或做一些简单的动作,但刺激一消失又入睡	患者吞咽、瞳孔、角膜等反射均存在
意识模糊	指患者意识障碍的程度较嗜睡低,对外界刺激不能清晰地认识;空间和时间定向力障碍;理解力、判断力迟钝,或发生错误;记忆模糊、近记忆力更差;对现实环境的印象模糊不清,常有思维不连贯,思维活动迟钝等。一般来说,患者有时间和地点定向障碍时,即称为意识模糊	患者吞咽、瞳孔、角膜等反射均存在
昏睡状态	意识清醒程度较意识模糊状态低。呼喊或推动肢体不能引起反应。用手指压迫患者眶上缘内侧时,患者面部肌肉(或针刺患者手足)可引起防御反射	深反射亢进、震颤及不自主运动,角膜、睫毛等反射减弱,但对光反射仍存在
浅昏迷	指患者随意运动丧失,呼之不应	对一般刺激全无反应,对强疼痛刺激如压眶、压甲根等有反应,浅反射消失,腱反射、舌咽反射、角膜反射、瞳孔对光反射存在,呼吸、脉搏无明显变化
昏迷	指患者对各种刺激均无反应,完全处于不动的姿势	角膜反射和瞳孔对光反射均消失,大小便失禁,呼吸不规则,血压下降,此时可有去大脑强直现象。后期患者肌肉松弛,眼球固定,瞳孔散大,濒临死亡
谵妄	一种急性意识障碍,表现为定向障碍、错觉、幻觉、情绪不稳、行为紊乱等,有时可有片段的妄想。症状常表现出日轻夜重的波动。患者有时白天嗜睡、夜间吵闹。由于受到错觉或幻觉的影响,患者可产生自伤或伤人的行为	—

2. 评估患者生活自理能力　使用 Barthel 指数评分表对患者日常生活自理能力进行评估(表 3-3)。

表 3-3 Barthel 指数评分表

ADL 项目	自理	较小帮助	较大帮助	完全依赖
洗漱	5	0	0	
洗澡	5	0		
进食	10	5	0	0
穿衣	10	5	0	
控制大便	10	5	0	
控制小便	10	5	0	
如厕	10	5	0	
床椅转移	15	10	5	0
平地行走	15	10	5	0
上下楼梯	10	5	0	

说明:Barthel 指数评定法将 ADL 分为良、中、差三个等级:高于 60 分为良;41~60 分为中,提示有功能障;低于 40 分为差,提示依赖较明显或完全依赖。

3.评估患者口腔基本状况 使用口腔护理评估表进行患者口腔基本状况评估(表 3-4)。

表 3-4 口腔护理评估表

部位/分值	1	2	3
唇	滑润,质软,无裂口	干燥,有少量痂皮,有裂口,有出血倾向	干燥,有大量痂皮,有裂口,有分泌物,易出血
黏膜	湿润,完整	干燥,完整	干燥,黏膜损伤或有溃疡面
牙龈	无出血,无萎缩	轻微萎缩,出血	有萎缩,容易出血、肿胀
牙/活动义齿	无龋齿,活动义齿合适	无龋齿,活动义齿不合适	有许多空洞,有裂缝,活动义齿不合适,齿间流脓液
牙垢/牙石	无牙垢或有少许牙石	有少量至中量牙垢或中量牙石	大量牙垢或牙石
舌	湿润,有少量舌苔	干燥,有中量舌苔	干燥,有大量舌苔或覆盖黄色舌苔
腭	湿润,无或有少量碎屑	干燥,有少量或中量碎屑	干燥,有大量碎屑
唾液	中量,透明	少量或过多量	半透明或黏稠
气味	无味或有味	有难闻气味	有刺鼻气味
损伤	无	唇有损伤	口腔内有损伤
自理能力	全部自理	部分自理	完全不能自理
健康知识	大部分知识来自实践,刷牙有效,使用牙线清洁牙齿	有些错误观念,刷牙有效,未使用牙线清洁牙齿	有许多错误观念,很少清洁口腔,刷牙无效,未使用牙线清洁牙齿

说明:分值 1 表示较好,分值 2 表示较差,分值 3 表示很差。所有项目都计分,分值从 12 至 36 分,分值越高,越需加强口腔护理。

三、口腔护理准备

1. 用物准备

①治疗盘内:治疗碗 2 个(一个盛无菌棉球,不少于 16 个,另一个盛漱口溶液)、弯血管钳、镊子、弯盘、压舌板、治疗巾、吸水管、纱布块(或面巾纸)、棉签和手电筒,必要时备开口器。协助口腔清洁还需备毛巾、牙刷(质地柔软)、牙膏、牙线等。

②常用外用药:石蜡油、冰硼散、锡类散、新霉素、制霉菌素甘油、西瓜霜、金霉素甘油和口腔薄膜等(根据医嘱选用)。

③常用漱口液见表 3-5。

表 3-5　常用漱口液

名称	浓度	作用及适用范围
生理盐水	—	清洁口腔,预防感染
氯己定溶液	0.02%	清洁口腔,广谱抗菌
甲硝唑溶液	0.08%	适用于厌氧菌感染
过氧化氢溶液	1%~3%	防腐、防臭,适用于口腔感染有溃烂、坏死组织者
复方硼酸溶液(朵贝尔溶液)	—	轻度抑菌、除臭
碳酸氢钠溶液	1%~4%	碱性溶液,适用于真菌感染
呋喃西林溶液	0.02%	清洁口腔,广谱抗菌
醋酸溶液	0.1%	适用于铜绿假单胞菌感染
硼酸溶液	2%~3%	酸性防腐溶液,有抑制细菌的作用

2. 环境准备　环境安静、整洁、安全、舒适。

四、操作流程

口腔护理操作流程见表 3-6。

表 3-6　口腔护理操作流程

操作流程	操作步骤	操作要点
核对解释	携用物至床旁,核对患者信息,做好解释工作	神志不清的患者,应向其家属解释
安置体位	协助患者取侧卧位,头偏向一侧,面向护士	—
铺巾置盘、润湿口唇	取治疗巾围于颈下及枕上,置弯盘于口角处。若患者嘴唇太干可先用无菌棉球湿润嘴唇	防张口干裂

续表

操作流程	操作步骤	操作要点
观察口腔	评估患者口腔状况:嘱患者张口,护士一手持手电筒,另一手持压舌板,昏迷者或牙关紧闭者,可用开口器协助其张口,观察口腔情况(口唇、口腔黏膜、牙龈、舌苔有无异常,口腔有无异味,牙齿有无松动,有无活动义齿等)	取下活动义齿,放入冷水中
漱口	清醒患者用吸水管吸水漱口。有活动义齿者,取下活动义齿,用冷开水洗刷干净放于清水杯中备用	昏迷患者禁止漱口
清点棉球、按顺序擦洗	清点棉球个数后,用弯止血钳夹取含有无菌溶液的棉球,拧干后擦拭口腔: (1)嘱患者张口闭齿,用压舌板轻轻撑开左侧颊部,止血钳夹紧棉球,擦洗左侧牙齿的外面,沿纵向擦洗牙齿,按顺序由臼齿洗向门齿。同法擦洗右侧牙齿的外面; (2)嘱患者张开上、下齿,擦洗牙齿左上内侧面、左上咬合面、左下内侧面、左下咬合面,弧形擦洗左侧颊部。同法擦洗右侧牙齿; (3)擦洗舌面及硬腭部; (4)擦洗舌下	每个棉球只用一次
再次清点、协助漱口	再次清点棉球,协助患者用吸水管吸清水漱口(昏迷患者除外),将漱口水吐入弯盘,用纱布擦净口唇,再次评估口腔情况	—
观察涂药	口唇涂石蜡油或润唇膏,必要时口腔用药	—
整理记录、健康教育	(1)协助患者取舒适卧位,整理床单位; (2)指导患者口腔卫生知识; (3)清理处置用物,按消毒原则处理,归还原处; (4)洗手,记录口腔卫生状况及护理效果; (5)护患沟通有效,关爱患者,患者口腔清洁舒适; (6)操作熟练,动作轻柔,患者无黏膜损伤; (7)溶液选择适宜,棉球湿度适当,清点棉球无误,确保患者安全	协助佩戴活动义齿

五、口腔护理中的注意事项

1. 选用合适的漱口液 根据病情准备合适的漱口液。

2. 确保患者安全舒适 擦拭动作轻柔,避免黏膜和牙龈的损伤,尤其对凝血功能差的患者更应谨慎,防止出血。

3. 确保昏迷患者安全 昏迷患者禁止漱口,擦拭棉球不可过湿,以防误吸;擦拭时夹紧棉球,每次一个,防止棉球遗留在口腔内;需要用开口器时,应从臼齿处放入,不可使用暴力,避免损伤患者牙齿和黏膜。

六、口腔护理后的健康教育

良好的口腔卫生对个体维护自尊,预防各种龋齿、牙髓病、牙周病等起着重要作用。护士应了解患者的口腔卫生习惯,向其讲解口腔护理的重要性、有关知识及技能,并督导实施。

1. 口腔卫生指导　指导患者每天刷牙 3 次,每次刷 3 min,刷牙齿的 3 个面;饭后要漱口;及时清除牙缝的食物碎屑,减少细菌发酵产酸的机会,改善牙龈组织的血液循环,增强抵抗力;睡前应减少食物中精制糖类的含量,正确服用对牙齿有刺激性或腐蚀性的食物和药物等;每半年检查一次口腔。

2. 刷牙方法　根据患者年龄和口腔卫生状况选择合适的口腔清洁用具,如牙刷、牙线及牙膏等,并指导其应用正确的刷牙方法(图 3-1)。应尽量选用大小适中、质地较软、表面光滑的牙刷;用后将牙刷洗净,刷头朝上,置于干燥通风处;勿与他人共用牙刷,勿用牙刷做其他用途;每 2~3 个月更换一次牙刷。牙膏应没有腐蚀性,各种牙膏交替使用,含氟牙膏具有抗菌和预防龋齿、保护牙齿的作用;药物牙膏能抑制细菌生长,有消炎、止血、止痛、除口臭的作用;脱敏牙膏对防治牙齿过敏有一定的作用。

(1)上下颤动刷牙法:将牙刷毛面轻轻放于牙齿外面及牙龈沟上,刷毛与牙齿成 45°角,快速环形来回震颤,每次只刷 2~3 颗牙,刷完一处再刷邻近部位;刷洗内面,依次用牙刷毛面的顶端环行震颤刷洗;再将刷毛与牙齿平行,来回刷洗牙齿咬合面,最后轻轻刷洗舌面,注意不要触及咽部以免引起恶心。

(2)上下竖式刷牙法:沿牙齿纵向刷,上牙从上向下刷,下牙从下向上刷,牙齿的内、外、咬合面都应刷到。

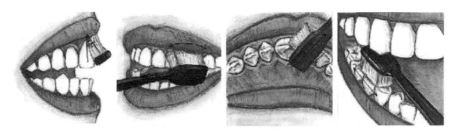

图 3-1　刷牙方法

3. 牙线剔牙法(图 3-2)

(1)牙线材料:尼龙线、丝线、涤纶线等可作为牙线材料。

(2)剔牙方法:截取一段 30~40 cm 长的牙线,牙线两端分别绕在左右中指头端,中部预留一部分线段,用双手拇指和示指夹住牙线,将牙线压入牙缝,再用力弹出,用拉锯式动作轻轻越过相邻牙接触点,每个牙缝反复几次,之后漱口。一般餐后使用牙线更好。

4. 活动义齿的清洁与护理　患者如有活动义齿应白天佩戴,以增进咀嚼功能,保证良好的口腔外形;晚上将活动义齿取下,使牙床得到保养,活动义齿放于固定的冷水杯中,以防丢失和损坏,每天换水一次。不可用热水或乙醇浸泡、刷洗,以免变色、变形和老化。活动义齿中常积有食物残渣和碎屑,故餐后应及时取下并认真清洗,冲洗干净后戴上。

在佩戴活动义齿之前,可以对牙龈进行按摩,如使用牙刷,可采用震颤方式进行按摩;也可以将拇指、示指指腹放在牙龈上按摩,同时按摩上腭部。

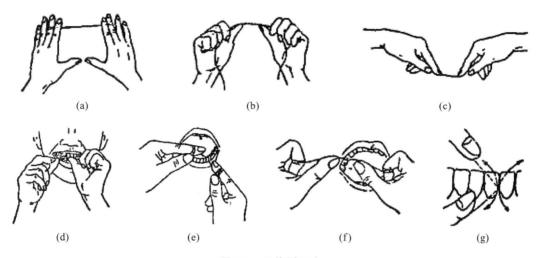

(a) (b) (c)

(d) (e) (f) (g)

图 3-2 牙线剔牙法

本单元学习肠内营养中的鼻饲技术的操作。不能经口进食或不能张口的患者都需要使用鼻饲技术,可以通过鼻导管供给多种营养素和药物,以满足患者的营养和治疗。

本单元课内学习时间为 8 学时。

➤ 引言

当机体患病时,通过适当的途径给予患者均衡的饮食以及充足的营养也是促进患者康复的有效手段。对于不能经口进食和病情危重的患者,应如何为他们解决进食问题呢? 如何能不通过患者自主进食,而供给患者食物、药物,维持患者的营养和治疗呢? 能否帮助患者通过进食而获得更多营养从而更快地恢复健康呢?

➤ 定义

1. 肠内营养　肠内营养是采用口服或管饲等方法经胃肠道供给机体能量及营养素的营养支持疗法。

2. 鼻饲技术　鼻饲技术是将胃管经鼻腔插入胃内,从管内灌注流质食物、药物、水分的方法。

➤ 学习目标

熟练操作鼻饲技术。

单元四 PPT

任务 4　饮食护理技术

一、鼻饲技术的目的及适用人群

鼻饲技术是对不能自行经口腔进食的患者以胃管供给食物、药物,维持患者的营养和治疗,适用于以下患者。

(1)不能经口进食者,如昏迷、口腔疾病、口腔术后的患者。

(2)不能张口的患者,如破伤风患者。

(3)早产儿及病情危重的患者。

(4)拒绝进食的患者。

二、评估患者状态

评估患者病情、意识状况及生活自理能力、合作程度等。评估方法同"单元三"。

三、口腔护理准备

1.护士准备　洗手,着装整洁,熟悉鼻饲技术的操作方法,能够向患者解释鼻饲技术的目的及注意事项。

2.用物准备

(1)治疗车上层:备无菌鼻饲包(内含一次性硅胶胃管、镊子、血管钳、纱布、压舌板、石蜡油棉球、一次性10 mL注射器、50 mL注射器、一次性手套、棉签、治疗巾),另需准备石蜡油、棉签、胶布、安全别针、橡皮圈、听诊器、手电筒、弯盘、手消毒液、流质饮食(38～40 ℃)、温开水适量(可取患者饮水壶内的水)、无菌手套。拔管时备治疗碗(内有纱布)、松节油、乙醇、棉签、弯盘、治疗巾、漱口杯(内盛温开水)、无菌手套。

(2)治疗车下层:备锐器盒、医用垃圾桶及生活垃圾桶。

(3)环境准备:整洁安静,温、湿度适宜,光线充足。

(4)患者准备:了解鼻饲技术的目的及配合要点;取舒适体位,情绪稳定。

四、操作流程

鼻饲技术操作流程见表4-1。

表 4-1　鼻饲技术操作流程

	操作步骤	要点说明
核对医嘱	双人核对医嘱	—
评估	评估患者病情、意识状态、自理能力	—
	告知鼻饲法的目的,评估患者鼻腔状况,如鼻腔黏膜有无炎症、出血、鼻腔是否通畅,有无活动义齿	
准备	护士准备:着装整洁、洗手、戴口罩	—
	用物准备:根据医嘱准备鼻饲液及其他用物	—
核对解释	携用物至床旁,核对患者信息,做好解释	取得患者合作
安置卧位	根据患者病情取坐位、半坐卧位或仰卧位,头稍后仰;有活动义齿或眼镜者取下妥善保管	消除疑虑和不安全感,缓解紧张情绪 半坐卧位可减轻插管时的不适,利于胃管插入,右侧卧位可借解剖位置使胃管易于插入,头向后仰有利于昏迷患者的胃管插入

续表

操作步骤		要点说明
测量长度	确定患者剑突位置,做好标记(图 4-1)	—
	洗手	—
	①戴手套,棉签清洁鼻腔; ②检查胃管是否通畅; ③测量胃管插入长度(一般为前额发际到胸骨剑突处或由耳垂经鼻尖至胸骨剑突的距离,成人 45～55 cm,婴幼儿眉间至剑突与脐中点的距离,14～18 cm)	鼻腔通畅,利于插管
插管	用石蜡油纱布润滑胃管前端,左手持纱布托住胃管,右手将胃管从选定侧鼻腔轻轻插入,至 14～16 cm 时,根据患者具体情况进行插管: ①清醒患者:嘱患者吞咽,顺势将胃管向前推进,直至预定长度; ②昏迷患者:左手将患者头部托起,使下颌靠近胸骨柄,增大咽部通道的弧度,使管端沿后壁滑行,插入胃管至预定长度(图 4-2)	插管动作应轻稳,避免镊子与患者鼻腔黏膜接触,以免损伤鼻腔黏膜; 将昏迷患者下颌靠近胸骨柄,可增加咽后壁的弧度,提高插管成功率; 清醒患者深呼吸可缓解紧张
	插胃管过程中,观察患者病情变化: ①若出现恶心、呕吐,应暂停插入,嘱患者深呼吸,稍后再插入; ②插入不畅时,检查胃管是否盘曲口中或将胃管抽出少许,再小心插入; ③呛咳、呼吸困难、发绀时,应立即拔管,休息后再重新插入	插管不畅时查看口腔,检查胃管是否盘曲在口腔内,若有盘曲应回抽一段,再小心插入
验证胃管	证实胃管在胃内: ①在胃管末端连接注射器抽吸,有胃液抽出; ②听诊器置于患者胃部,快速经胃管向胃内注入 10 mL 空气,听到气过水声(图 4-3); ③将胃管末端置于盛水的治疗碗内,无气泡逸出	胃管在胃内时,有胃液抽出,能听到气过水声,无气泡逸出;防止胃管滑出或移动
固定	确认胃管在胃内后,脱下手套,用胶布将胃管固定于鼻翼及颊部	—
注入鼻饲液	用注射器抽取少量胃液,然后注入少量的温开水(不少于 10 mL),再注入鼻饲液或药液等,鼻饲完毕后再注入少量温开水冲净胃管; 嘱患者维持原卧位 20～30 min	每次鼻饲完毕后应反折胃管末端,避免注入空气导致腹胀; 冲净胃管,避免鼻饲液存积管腔中变质而引起胃肠炎或堵塞管腔; 维持原卧位可防止呕吐

续表

操作步骤		要点说明
再次固定	将胃管末端塞紧或反折,用纱布包好,贴管道标识后用别针固定于合适处	防止液体反流; 防止胃管脱落
整理记录	协助患者清洁口腔、鼻部及面部;撤去弯盘和治疗巾	—
	整理床单位,协助患者取舒适卧位。询问患者需要,告知注意事项	—
	处理用物,规范洗手,摘下口罩,记录插管时间、鼻饲液种类及量、患者有无反应等	—
拔胃管准备	护士准备:着装整洁规范,洗手、戴口罩 用物准备:治疗巾、弯盘、乙醇、松节油、止血钳、棉签、手套、纱布等	—
核对解释	核对无误,解释到位,患者接受拔管并知道如何配合	—
拔出胃管	(1)舒适体位; (2)洗手; (3)铺治疗巾于患者颌下; (4)取下胶布; (5)胃管末端反折放于弯盘内,用纱布包裹近鼻孔处的胃管,边拔边用纱布擦胃管,拔到咽喉处时嘱患者深呼吸,并在呼气时快速一次完成拔管(图4-4); (6)整理用物:协助患者清洁口腔、鼻部及面部;脱去手套;规范清理用物; (7)整理床单位;患者取舒适体位。洗手记录:规范洗手,记录拔管时间及患者反应	告知患者精神放松;反折胃管末端以免拔管时液体反流;至咽喉处时快速拔出,以免管内残留的液体滴入气管; 松节油擦拭胶布痕迹,乙醇擦拭松节油

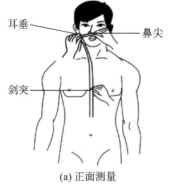

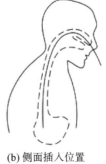

(a) 正面测量　　　　　　　(b) 侧面插入位置

图 4-1　胃管插入的长度和位置

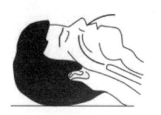

(a) 插管前头向后仰

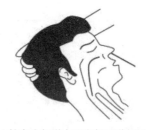

(b) 抬高头部增大咽喉部通道的弧度

图 4-2　昏迷患者插管

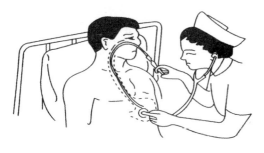

图 4-3　验证胃管在胃内方法

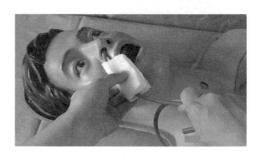

图 4-4　拔管

五、注意事项

(1)进行有效沟通,减轻患者的心理压力。评估患者鼻腔情况,若有鼻腔疾病,选择健侧插管。

(2)动作轻柔,注意插管的方向及解剖位置,避免损伤鼻腔和食管黏膜。

(3)每次鼻饲前应确定胃管在胃内。鼻饲前后应注入少量温开水,防止鼻饲液附着在管壁而干结变质,引起胃肠炎或管腔堵塞。

(4)每次注入的鼻饲液不超过 200 mL,间隔时间不少于 2 h,温度宜为 38～40 ℃。配制的流质食物应放置在 4 ℃以下的冰箱内保存,在 24 h 内用完。

(5)避免鼻饲液过冷或过热,避免注入速度过快、注入空气;药物应研碎溶解后再注入;新鲜果汁和乳液分别注入,防止产生凝块。

(6)置管期间,口腔护理 2 次/天,鼻饲用物每天更换消毒。

(7)普通胃管每周更换一次,硅胶胃管每月更换一次,于当晚最后一次喂食后拔管,次晨从另一侧鼻腔插入。

(8)食管-胃底静脉曲张、食管癌、食管梗阻患者禁忌插胃管。

六、健康教育

(1)嘱患者插管后如有不适、胃管脱出应及时告知医护人员,不得擅自将脱出的胃管送回胃内。

(2)清醒能配合的患者,每天漱口 2 次。

(3)用于鼻饲的食物,需经医护人员同意。

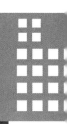

单元五
排尿护理技术

> ## 单元学习指引

本单元学习尿液的评估,尿潴留患者护理,尿失禁患者护理,留置导尿术等内容。需要识记多尿、少尿、无尿、膀胱刺激征、尿潴留、尿失禁的概念,学会使用异常排尿护理措施护理患者,学会留置导尿术的操作流程。培养保守医疗秘密和换位思考的品质。

本单元课内学习时间为 12 学时。

> ## 引言

排尿是人的基本生理需要。泌尿系统产生的尿液可将人体代谢的终末产物、过剩盐类、有毒的物质和药物排出体外,同时调节水、电解质及酸碱平衡,维持人体内环境的相对稳定。在正常情况下,当膀胱内尿液达到一定量时,会引起反射性排尿。当排尿功能发生障碍时,个体的身心健康将会受到影响。因此,维持泌尿系统的正常生理功能,帮助排尿异常的患者排除障碍,恢复良好功能,是护士重要的职责。

> ## 定义

1.膀胱刺激征　膀胱刺激征主要表现为尿频、尿急、尿痛,且每次尿量少。常伴有血尿,常见于膀胱及尿道感染等患者。

2.尿失禁　尿失禁是指排尿失去意识控制,尿液不自主地流出。

3.尿潴留　尿潴留是指大量尿液存留在膀胱内而不能自主排出。患者膀胱高度膨胀,严重者可至脐部。

4.导尿术　导尿术是指在严格无菌操作下,将导尿管经尿道插入膀胱引出尿液的技术。

5.留置导尿术　留置导尿术是指在导尿后,将导尿管留置在膀胱内持续引流出尿液的技术。

> ## 学习目标

(1)评估异常尿液。

(2)评估并护理排尿异常患者。

(3)留置导尿术的操作流程。

单元五 **PPT**

任务 5.1　尿液的评估

一、正常尿液

1. 次数和量　成人白天排尿 3～5 次,夜间 0～1 次;每次尿量为 200～400 mL,24 h 总尿量 1000～2000 mL,平均约 1500 mL。尿量的多少与液体摄入量和肾外排泄量的多少有关。

2. 颜色　正常新鲜尿液呈淡黄色,是由尿液中尿色素和尿胆原所致。当尿液浓缩时,量少色深。尿液的颜色还受某些食物或药物的影响,如进食大量胡萝卜或服用核黄素后,尿呈深黄色。

3. 透明度　正常新鲜尿液澄清、透明,静置一段时间后,因磷酸盐析出沉淀呈浑浊状。

4. 气味　新鲜尿液的气味来自尿中的挥发性酸,静置后因尿素分解产生氨,故有氨臭味。

5. 相对密度、酸碱度　尿的相对密度取决于肾的浓缩功能,正常情况下尿相对密度为 1.015～1.025,一般尿相对密度与尿量成反比。尿液 pH 为 5～7,平均为 6,呈弱酸性。

二、异常尿液

1. 次数和量　①尿频:单位时间内排尿次数增多,可由膀胱炎症或机械性刺激引起。②多尿:24 h 尿量经常超过 2500 mL 者。常见于糖尿病、尿崩症等患者。③少尿:24 h 尿量少于 400 mL 或每小时尿量少于 17 mL 者。常见于心力衰竭、肾衰竭、肝衰竭和休克等患者。④无尿:24 h 尿量少于 100 mL 或 12 h 内完全无尿者。常见于严重的心脏病、休克、急性肾衰竭、药物中毒等患者。

2. 颜色　肉眼血尿呈红色或棕色(呈洗肉水状),常见于输尿管结石、急性肾小球肾炎、泌尿系统结核及肿瘤等;血红蛋白尿呈酱油色或浓红茶色,常见于溶血反应及溶血性贫血等;胆红素尿呈黄褐色,常见于阻塞性黄疸和肝细胞性黄疸等;脓尿呈白色絮状浑浊,常见于泌尿系统结核、非特异性感染等;乳糜尿困尿液中含有大量淋巴液,故呈乳白色,常见于丝虫病。

3. 透明度　尿液中有大量脓细胞、红细胞、上皮细胞、细菌或炎性渗出物时,排出的新鲜尿液即为浑浊状,常见于泌尿系统感染等患者。

4. 气味　泌尿系统感染时,新鲜尿液即有氨臭味;糖尿病酮症酸中毒时,因尿中含有丙酮,故尿液有烂苹果气味。

5. 相对密度　如尿相对密度经常为 1.010 左右,提示严重肾功能障碍。

任务 5.2　排尿活动的评估

排尿活动的评估和排尿异常患者的护理见图 5-1。

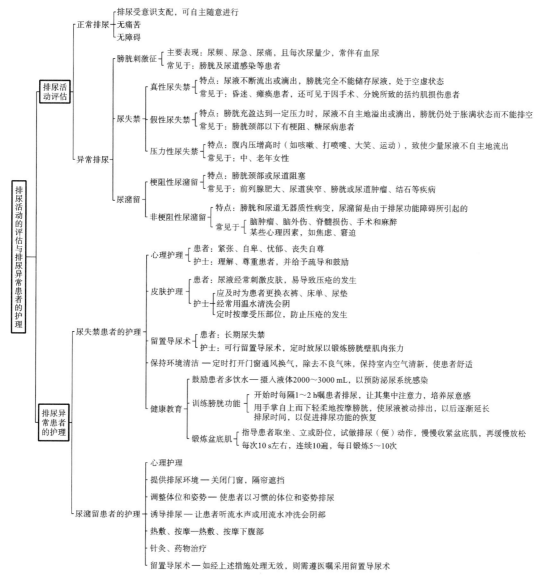

图 5-1　异常排尿活动的评估与排尿异常患者的护理

任务 5.3　留置导尿术

一、操作目的和适应证

（1）抢救危重、休克患者时准确记录尿量，测量尿相对密度，以观察病情变化。

（2）为盆腔器官手术前的患者引流尿液，以排空膀胱，避免术中误伤。

（3）为某些泌尿系统手术后的患者留置导尿管，便于持续引流和冲洗；并可减轻手术切口的张力,以利于愈合。

（4）为昏迷、截瘫等尿失禁患者或会阴部有伤口的患者引流尿液,保持会阴部的清洁干燥。

（5）为尿失禁患者进行膀胱功能训练。

二、评估

（1）患者的年龄、性别、病情、意识状态、治疗情况。

（2）患者的心理反应及合作程度。

（3）患者排尿情况、膀胱充盈度及会阴部皮肤黏膜情况。

三、准备

1. 用物准备　治疗盘内备一次性使用导尿包(图5-2至图5-6),内有初步消毒用物(小方盘、消毒棉球袋、镊子、纱布手套)、再次消毒和导尿用物(弯盘、气囊导尿管、消毒液棉球袋、镊子、自带液体的10 mL注射器、润滑液、棉球、标本瓶、纱布、集尿袋、方盘、洞巾、手套、外包治疗巾),手消毒液,弯盘,一次性垫巾1套,其他:一次性无菌治疗巾一套,大浴巾1条、便盆及便盆巾,生活垃圾桶及医用垃圾桶。

2. 环境准备　保持室内环境清洁,调节室温,酌情关闭门窗,隔帘遮挡。

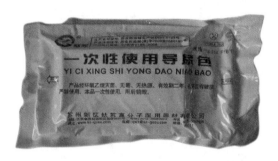

图5-2　一次性使用导尿包外观

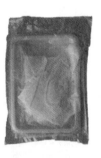
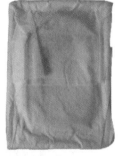

图5-3　导尿包内层

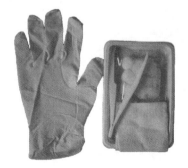

图5-4　导尿包内层-清洁包

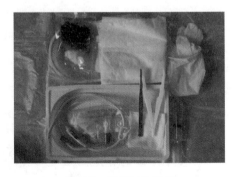

图5-5　导尿包最下层

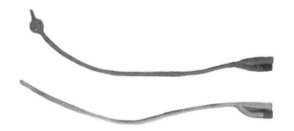

图 5-6　一次性双腔导尿管

四、操作流程

(1)女性患者留置导尿术操作流程见表 5-1。

表 5-1　女性患者留置导尿术操作流程

项目	操作步骤	要点说明
核对医嘱	双人核对医嘱	—
评估	评估患者病情、意识状态、自理能力	—
	告知导尿操作的目的,评估患者膀胱充盈度,会阴皮肤黏膜情况和清洁程度	
准备	护士准备:着装整洁、规范,洗手、戴口罩	—
	用物准备:根据医嘱准备润滑液及其他用物	—
核对解释	携用物至床旁,核对患者信息,做好解释工作,取得患者的配合	取得患者的配合
安置体位	护士站于患者右侧,协助患者脱去对侧裤腿,盖在近侧腿上,对侧腿用被盖遮挡。协助患者取仰卧屈膝位,双腿分开略外展,露出外阴	防止受凉
首次消毒	垫巾:将治疗巾垫于患者臀下,弯盘置于近会阴处,消毒双手,核对检查并打开一次性使用导尿包,取出初步消毒用物,护士一只手戴上手套,将消毒液棉球倒入小方盘内	注意无菌操作
	初步消毒:护士一只手持镊子夹取消毒棉球初步由外向内消毒阴阜、大阴唇,另一只戴手套的手分开大阴唇,消毒小阴唇和尿道口;污棉球置弯盘内,消毒完毕脱下手套置弯盘内,将弯盘及小方盘移至床尾处	初步消毒顺序:从外向内,自下而上,先对侧后近侧。每个棉球只用一次
二次消毒	将一次性使用导尿包置于患者两腿间,打开一次性使用导尿包。戴无菌手套,铺洞巾,使之形成一无菌区	嘱患者勿移动肢体
	按操作顺序整理好用物,润滑导尿管前段,根据需要将导尿管和集尿袋的引流管连接,取消毒液棉球放于弯盘内	
	再次消毒:弯盘移至外阴处,左手分开并固定小阴唇,消毒顺序:尿道口→小阴唇→尿道口,污棉球、镊子放床尾弯盘内	顺序:从内向外再向内

续表

项目	操作步骤	要点说明
插管	左手继续固定小阴唇,嘱患者放松,右手持镊子对准尿道口插入 4~6 cm,一次性导尿术见尿后再插入 1~2 cm,留置导尿术见尿后再插入 7~10 cm,夹住导尿管尾端,连接注射器,根据导尿管上注明的气囊容积注入等量无菌生理盐水,轻拉有阻力证明导尿管已固定在膀胱内,首次放尿不超过 1000 mL	严格执行无菌操作规程和查对制度,插管正确,防止泌尿系统感染
留取标本	需做尿培养者,用无菌标本瓶取中段尿 5 mL,盖好瓶盖,放置于合适处	—
整理记录	关闭导尿管开关。从洞巾下穿过导尿管。将集尿袋固定于床单。撤洞巾及插管用物于护理车下。擦净外阴,脱手套,协助患者穿好衣裤,取舒适卧位	—
	整理床单位及用物,洗手,记录,尿标本瓶贴瓶签送检	—

(2)男性患者留置导尿术操作流程见表 5-2。

表 5-2 男性患者留置导尿术操作流程

项目	操作步骤	要点说明
核对医嘱	双人核对医嘱	—
评估	评估患者病情、意识状态、自理能力	—
	告知导尿操作的目的,评估患者膀胱充盈度,会阴皮肤黏膜情况和清洁程度	—
准备	护士准备:着装整洁、规范,洗手、戴口罩	—
	用物准备:根据医嘱准备润滑液及其他用物	—
核对解释	携用物至床旁,核对患者信息,做好解释工作,取得患者的配合	取得患者的配合
安置体位	护士站于患者右侧,协助患者脱去对侧裤腿,盖在近侧腿上,对侧腿用被盖遮挡。协助患者取仰卧屈膝位,双腿分开略外展,露出外阴	—
首次消毒	戴手套,护士一手持镊子夹取消毒液棉球初步消毒,顺序:阴阜—阴茎—阴囊,另一只手取无菌纱布裹住阴茎将包皮向后推暴露尿道口,自尿道口向外向后螺旋式擦拭尿道口、龟头及冠状沟(每个棉球限用一次)。污棉球、纱布置弯盘内,消毒完毕将小方盘、弯盘移动至床尾,脱下手套	包皮及冠状沟留有污垢,应注意擦拭干净
	将一次性使用导尿包置于患者两腿间,打开一次性使用导尿包。戴无菌手套,铺洞巾,使之形成一无菌区	—
	按操作顺序整理好用物,润滑导尿管前段,根据需要将导尿管和集尿袋的引流管连接,取消毒液棉球放于弯盘内	—

项目	操作步骤	要点说明
再次消毒	弯盘移至外阴下,一只手用无菌纱布包住阴茎将包皮向后推,暴露出尿道口。另一手持镊子夹消毒液棉球螺旋擦拭尿道口、龟头至冠状沟。最后尿道口再擦拭次,每个消毒液棉球只用一次,污棉球、镊子放床尾弯盘内	再次消毒,由内向外严格执行无菌操作规程和查对制度,插管正确,防止泌尿系统感染
插管	一只手继续持无菌纱布提起阴茎使之与腹壁成60°角,另一手用镊子持导尿管,嘱患者张口呼吸,对准尿道口插入20～22 cm,一次性导尿术见尿后再插入1～2 cm,固定导尿管。留置导尿术见尿后再插入7～10 cm,首次放尿不超过1000 mL	阴茎上提,使耻骨前弯消失,利于插管;男性尿道较长且有3个狭窄,插管时会有阻力,当插管受阻时,应稍停片刻,嘱患者深呼吸,再缓缓插入,切忌用力过猛而损伤尿道;注意观察患者的反应并询问其感受
留取标本	需做尿培养者,用无菌标本瓶取中段尿5 mL,盖好瓶盖,放置于合适处	—
整理记录	关闭导尿管开关。从洞巾下穿过导尿管。将集尿袋固定于床单。撤洞巾及插管用物于护理车下。擦净外阴,脱手套,协助患者穿好衣裤,取舒适卧位	—
	整理床单位及用物,洗手,记录,尿标本瓶贴瓶签送检	—

五、注意事项

1. 保持引流通畅　导尿管应妥当放置,避免受压、扭曲、堵塞,防止引流不畅而导致泌尿系统感染。

2. 防止逆行感染

(1)保持尿道口清洁:男性患者每天用0.5%活力碘碘棉球擦拭尿道口、龟头及包皮,女性患者用0.5%活力碘棉球擦拭外阴和尿道口,1～2次/天;如分泌物过多,应先用0.02%高锰酸钾溶液清洗,再用上述消毒液棉球擦拭。

(2)及时排空集尿袋并每天更换1次。

(3)每周更换导尿管,硅胶导尿管可酌情延长换管时间。如为气囊导尿管,拔管时应先抽出气囊内的生理盐水再拔管。

(4)患者离床活动时导尿管和集尿袋应妥善放置,防止脱落,集尿袋应低于耻骨联合,并避免挤压,以防尿液逆流导致泌尿系统感染。

3. 观察与记录　观察尿液的量和性质并及时记录,如发现尿液有沉淀、浑浊、结晶时,应及时进行膀胱冲洗,每周进行一次尿常规检查。

4. 训练排尿反射　在拔管前夹闭导尿管,每隔3～4 h开放一次,采用间歇式引流,使膀胱定时充盈和排空,促使膀胱功能的恢复。

六、健康教育

(1)向患者及其家属解释留置导尿术的目的和护理方法,使其认识到预防泌尿系统感染的重要性,并鼓励其主动参与护理。

(2)鼓励患者每天摄取足够的水分和进行适当的活动,使尿量维持在 2000 mL 以上,产生自然冲洗尿路的作用,以减少泌尿系统感染的机会,同时也可以预防泌尿系统结石的形成。

(3)训练排尿反射,可采用间歇性夹管方式。夹住导尿管,每 3～4 h 开放一次,使膀胱定时充盈和排空,促进膀胱功能的恢复。

单元六
排便护理技术

➤ 单元学习指引

本单元学习大便的评估,排便异常患者的护理,如便秘患者护理,大便失禁患者护理,各种灌肠技术。本单元需要识记便秘、腹泻、大便嵌塞的概念,使用异常排便护理措施护理患者,正确操作大量不保留灌肠术。培养保守医疗秘密和换位思考的品质。

本单元课内学习时间为8学时。

➤ 引言

当食物进入胃和小肠被消化吸收后,残渣储存于大肠内,水分被大肠吸收,其余均经细菌发酵和腐败作用后形成大便。大便的性质与形状可以反映消化系统的功能状况。因此,护士通过患者排便活动及对其大便的观察,可以发现、鉴别消化系统疾病,有助于诊断治疗和护理。通过本单元学习,掌握与排泄有关的护理知识和技术,帮助和指导患者维持正常的排便功能,选择恰当的护理措施对排便异常患者进行护理及进行健康教育,满足其基本需要,使其达到健康和舒适的状态。

➤ 定义

1. 便秘　便秘指个体正常排便习惯改变,排便次数减少或排出硬便的状态。常伴有腹痛、腹胀、消化不良、食欲不佳、乏力等。常见于排便习惯不良、饮食不合理、活动减少、强烈的情绪反应及某些器质性病变等。

2. 腹泻　腹泻指个体排便次数增多,排出稀薄而不成形的大便或水样便。常伴有恶心、呕吐、腹痛、肠鸣等。常见于饮食不当或泻剂使用不当、胃肠疾病、情绪紧张焦虑或某些内分泌疾病等。

3. 大便嵌塞　大便嵌塞指粪便潴留在直肠内,水分持续被吸收,坚硬而不能排出。常见于慢性便秘的患者。

4. 大便失禁　大便失禁指肛门括约肌不受意识控制而不自主地排便。常见于神经系统的病变或损伤、情绪失调、精神障碍等。

5. 肠胀气　肠胀气指肠道内积聚过多的气体而不能排出。常伴有痉挛性腹痛、腹胀、呃逆、肛门排气过多。常见于食入产气性食物过多、吞入大量空气、肠蠕动减慢、肠道梗阻及肠道手术后等。

6. 灌肠术　灌肠术是将一定量的灌肠液由肛门经直肠灌入结肠,以清除肠腔内大便和积气或由肠道供给药物,达到协助诊断和治疗目的的技术。

➤ 学习目标

(1)评估正常和异常大便,护理排便异常患者。

(2)操作大量不保留灌肠术。

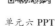

单元六**PPT**

任务 6.1　排便活动的评估

一、大便的评估

1. 正常大便

(1)次数和量：成人一般每天排便 1～3 次，每次平均量为 100～300 g。排便量与膳食种类、数量、摄入液体量及消化器官的功能有关。进食高蛋白质、膳食纤维少等精细食物，则大便量少；进食大量蔬菜、水果、粗粮，则大便量多。

(2)形状和颜色：正常大便柔软成形，呈黄褐色，婴儿的大便呈黄色或金黄色。大便的颜色受某些食物或药物的影响，如食用大量绿色蔬菜，则大便呈暗绿色；摄入动物血或含铁制剂，则大便呈暗黑色。

(3)气味和混合物：大便的气味是由食物中的蛋白质被细菌分解发酵而产生的，因膳食种类而异。大便中含有少量黏液，有时可伴有未消化的食物残渣。

2. 正常大便和异常大便的区别　见表 6-1。

表 6-1　正常和异常大便的区别

项目	正常	异常	常见疾病
次数	成人每天排便 1～3 次，婴幼儿 3～5 次	成人每天排便超过 3 次或每周少于 3 次且形状改变	腹泻、便秘
形状	成形软便	粪便呈糊状或水样	消化不良或急性肠炎时，排便次数增多
		粪便干结坚硬，有时会呈栗子样	便秘
		粪便呈扁条状或带状	肠道部分梗阻或直肠、肛门狭窄
颜色	成人呈黄褐色、棕黄色　婴儿呈黄色、金黄色	柏油样便(图 6-1)	消化道出血
		暗红色便	下消化道出血
		陶土样便(图 6-2)	胆道完全阻塞
		果酱样便	阿米巴痢疾、肠套叠
		大便表面有鲜血或排便后有鲜血滴出	肛裂或痔疮等
		白色"米泔水"样便	霍乱、副霍乱
气味	粪臭味	腐臭味	直肠溃疡、肠癌
		酸臭味	消化不良、乳儿大便
		腥臭味	上消化道出血
		恶臭味	严重腹泻

续表

项目	正常	异常	常见疾病
混合物	肉眼不易查见	粪便中混有大量黏液	肠炎
		粪便中伴有脓血	直肠癌
		粪便中可见蛔虫、蛲虫等	肠道寄生虫感染

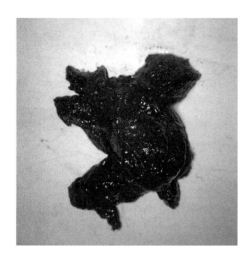

图 6-1　柏油样便

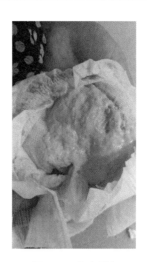

图 6-2　陶土样便

柏油样便

陶土样便

二、排便活动的评估

1. 正常排便　受意识控制,自然,无障碍,无痛苦。

2. 异常排便

(1)便秘:个体正常排便习惯改变,排便次数减少或排出硬便的状态。常伴有腹痛、腹胀、消化不良、食欲不佳、乏力等。常见于排便习惯不良、饮食不合理、活动减少、强烈的情绪反应及某些器质性病变等。

(2)腹泻:个体排便次数增多,排出稀薄而不成形的粪便或水样便。常伴有恶心、呕吐、腹痛、肠鸣等。常见于饮食不当或泻剂使用不当、胃肠疾病、情绪紧张焦虑或某些内分泌疾病等。

(3)大便嵌塞:粪便潴留在直肠内,水分持续被吸收,坚硬而不能排出。常见于慢性便秘的患者。

(4)大便失禁:肛门括约肌不受意识控制而不自主地排便。常见于神经系统的病变或损伤、情绪失调、精神障碍等。

(5)肠胀气:肠道内积聚过多的气体而不能排出。常伴有痉挛性腹痛、腹胀、呃逆、肛门排气过多。常见于食入产气性食物过多、吞入大量空气、肠蠕动减慢、肠道梗阻及肠道手术后等。

三、影响排便的因素

1. 年龄　2岁以下的婴幼儿,由于神经肌肉系统发育不完善,不能控制排便;老人由于腹肌张力降低,胃肠蠕动减慢,肛门括约肌松弛,易发生排便异常。

2.饮食　饮食是影响排便的重要因素。如果摄入液体不足、进食量少或食物中缺乏膳食纤维,均可导致大便变硬,排便减少,发生便秘及肠胀气。

3.心理因素　精神抑郁时活动减少,肠蠕动减弱,导致便秘;而情绪紧张、焦虑可兴奋迷走神经,增加肠蠕动,导致腹泻。

4.活动　适当活动可刺激肠蠕动,有助于维持正常的排便功能。若长期卧床,缺乏活动,可导致排便困难。

5.排便习惯　个体排便环境、时间、姿势发生改变均可影响正常排便。如卧床患者因不习惯使用便盆而易导致排便困难。

6.疾病因素　神经系统受损可致大便失禁;结肠炎可使排便次数增加;腹部或会阴部有伤口时,因疼痛可抑制便意。

7.治疗因素　麻醉剂、止痛药可使肠蠕动减弱而引起便秘;缓泻剂可刺激肠蠕动,使排便次数增加;长期使用抗生素可干扰肠道内正常菌群的功能而引起腹泻。

四、排便异常患者的护理

(一)便秘患者的护理

1.心理护理　给予患者耐心的解释和合理的指导,消除其紧张情绪和顾虑。

2.提供适合的排便环境　提供隐蔽的环境,适当调整治疗和护理的时间,使患者安心排便。

3.取合适的体位和姿势　如病情允许可让患者取坐位排便,卧床患者可酌情抬高上身,以利排便。对手术患者,应在手术前有计划地训练其在床上使用便盆。

4.腹部按摩　按结肠解剖位置(升结肠→横结肠→降结肠)做环形按摩,刺激肠蠕动并增加腹内压,帮助排便。

5.遵医嘱给予缓泻剂　如番泻叶、蓖麻油、芦荟胶囊、果导片等。

6.灌肠　如上述方法无效时,可遵医嘱灌肠。

7.健康教育　使患者及其家属认识到维持正常排便习惯的意义和有关知识,遵循预防为主的原则。

(1)定时排便:向患者讲解有关排便知识,使其养成定时排便的习惯。

(2)合理饮食、用药:多吃富含膳食纤维和维生素的食物,如蔬菜、水果、粗粮等;多饮水;适当进食油脂类的食物;尽量不用易引起便秘的药物,如可待因、钙剂、铝剂、铁剂等。

(3)保证休息和睡眠:放松心情,减轻压力。

(4)适当活动:安排适量活动,如散步、做操、打太极拳等;卧床患者可在床上进行活动。

(5)使用通便剂:指导患者或其家属学会正确使用简易通便剂,如开塞露、甘油栓等,但不可长期使用。

(二)腹泻患者的护理

1.心理护理　关心患者,给予心理安慰,并做好清洁护理,使其感到身心舒适。

2.卧床休息　减少肠蠕动,减少患者体力消耗。

3.去除病因　如为肠道感染可遵医嘱给予抗生素治疗。

4.饮食护理　鼓励患者多饮水,酌情给予清淡的半流质或流质食物。如腹泻严重应暂禁食。

5.防治水、电解质紊乱　遵医嘱给予止泻剂、口服补液盐或静脉输液。

6.皮肤护理　便后用软纸轻擦肛门,用温水清洗,并在肛门周围涂油膏以保护皮肤。

7.观察病情　观察并记录排便的次数、量和性质,需要时留标本送检。如疑为传染病时,按隔离原则进行护理。

8.健康教育　向患者讲解有关腹泻的预防和护理知识,指导患者养成良好的饮食和卫生习惯。

(三)大便嵌塞患者的护理

1.早期简易通便　可使用栓剂、口服缓泻剂来润肠通便。必要时先行保留灌肠术,2～3 h后再行清洁灌肠术。

2.晚期人工取便　在清洁灌肠术无效后,护士戴上手套,将涂有润滑剂的示指慢慢插入患者肛门,取出粪石。操作时注意动作轻柔,避免损伤直肠黏膜,患者如有心悸、头昏等不适,立即停止操作。

3.健康教育　向患者及其家属讲解有关排便的知识,帮助患者建立合理的膳食结构,维持正常的排便习惯,防止便秘的发生。

(四)大便失禁患者的护理

1.心理护理　大便失禁患者往往表现为心情紧张、自卑、忧郁。护士应尊重、理解患者,给予心理安慰与支持,使其树立信心,积极配合治疗和护理。

2.皮肤护理　床上铺橡胶单及中单(或一次性尿垫),注意肛门周围和臀部皮肤的护理,如每次排便后用温水洗净、擦干,保持局部清洁干燥,必要时涂油膏保护。注意观察骶尾部皮肤情况并定时翻身按摩,预防压疮。

3.环境清洁　保持室内环境清洁,定时开门窗通风换气,保持室内空气清新,使患者舒适。

4.重建控制排便的能力　了解患者排便的时间、规律,定时给予便器以试行排便;病情许可时保证患者每天摄入足够的液体;指导患者进行肛门括约肌及盆底肌收缩锻炼,逐步恢复肛门括约肌的控制能力。

(五)肠胀气患者的护理

1.心理护理　向患者解释肠胀气的原因及治疗和护理方法,以缓解患者的紧张情绪。

2.促进排气

(1)鼓励并协助患者适当活动。卧床患者应常更换卧位,病情许可应协助患者下床活动。

(2)腹部热敷或按摩、针灸治疗。

(3)必要时遵医嘱给予药物治疗或行肛管排气。

3.饮食护理　给予易消化的食物,勿食豆类、糖类、油炸类等易产气的食物及碳酸类饮料,进食速度不宜过快。

三、与排便有关的护理技术

灌肠术是将一定量的灌肠液由肛门经直肠灌入结肠,以清除肠腔内大便和积气或由肠道供给药物,达到协助诊断和治疗目的的技术。

根据灌肠的目的可分为不保留灌肠术和保留灌肠术。

根据灌入的液体量,不保留灌肠术可分为大量不保留灌肠术和小量不保留灌肠术;而为了达到清洁肠道的目的,反复进行大量不保留灌肠术,则为清洁灌肠术。

任务6.2　大量不保留灌肠术

一、灌肠术的分类

灌肠术的分类见图6-3。

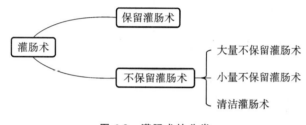

图6-3　灌肠术的分类

二、大量不保留灌肠术的目的

(1)解除便秘、肠胀气。

(2)清洁肠道,为某些手术、检查或分娩做准备。

(3)稀释并清除肠道内的毒物,以减轻中毒。

(4)为高热患者降温。

三、大量不保留灌肠术的准备

1.护士准备　着装整齐,修剪指甲,洗手,戴口罩。

2.用物准备

(1)治疗车上层:一次性灌肠包(内有灌肠袋、引流管和肛管一套,孔巾、垫巾、肥皂冻1包、纱布或纸巾、手套),手消毒液、水温计、弯盘、医嘱执行本。或备灌肠筒一套(橡胶管与玻璃接管全长约10 m,内盛灌肠液,常用0.1‰~0.2‰的肥皂液、生理盐水。温度为39~41 ℃,降温时用28~32 ℃,中暑患者用4 ℃生理盐水。成人每次用量为500~1000 mL,小儿为200~500 mL)、肛管、血管(或调节开关)、润滑剂棉签、卫生纸。

(2)治疗车下层:便盆及便盆巾、生活垃圾桶、医用垃圾桶。

(3)其他用物:输液架,根据需要备屏风。

3.环境准备　调节室温,关闭门窗,隔帘遮挡。

四、操作流程

大量不保留灌肠术操作流程见表6-2。

表 6-2　大量不保留灌肠术操作流程

	操作流程	操作要点
核对医嘱	双人核对医嘱	—
评估	患者病情、意识状态、自理能力	—
解释	告知患者灌肠操作的目的,评估患者肛门周围皮肤情况	—
准备	护士准备:着装整洁、规范,洗手、戴口罩	—
	用物准备:根据医嘱准备灌肠液及其他用物	—
操作前	携用物至床旁,查对,关闭门窗,用屏风遮挡患者	
	协助患者取左侧卧位,脱裤至膝部,双膝屈曲,移臀部靠近床沿,操作前将治疗巾垫于臀下,弯盘置于臀下(图 6-4)	取得患者合作,该体位可使乙状结肠、降结肠处于下方,利用重力作用使灌肠液顺利流入
操作中	将灌肠液倒入灌肠袋内,将灌肠袋挂于输液架上,袋内液面距肛门 40～60 cm。润滑肛管前端,排尽管内气体	如压力过大,液体流入速度过快,溶液不易保留,且易造成肠道损伤; 使肛管易于插入,避免引起直肠疼痛和损伤,防止气体进入直肠
	左手分开患者臀部,暴露肛门,右手将肛管缓缓插进肛门 7～10 cm(小儿 4～7 cm),左手固定肛管,右手松开灌肠袋调节器(止血钳),让溶液慢慢注入	伤寒患者灌肠时,袋内液面不得高于肛门 30 cm,液体量不得超过 500 mL
	注意观察患者反应和袋内液面下降情况: ①如溶液流入受阻,可轻轻移动或挤捏肛管,使阻塞管口的粪块脱落; ②患者有便意时,嘱其做深呼吸,同时降低灌肠袋的高度,以减轻腹压; ③如患者出现脉速、出冷汗、面色苍白、剧烈腹痛、心慌气急,应立即停止,与医生联系,给予处理	如插入受阻,可退出少许,使阻塞肛管孔的粪块脱落,旋转肛管再缓缓插入; 深呼吸转移注意力,促使肛门外括约肌放松,便于插管; 使患者放松,减轻腹压; 患者可能发生肠道剧烈痉挛或出血
	待袋内溶液剩余少许时,关闭肛管调节器(夹闭肛管),用卫生纸包裹住肛管拔出后置于弯盘内,再取一卫生纸擦净肛门,撤去弯盘,放在治疗车下,脱去手套	避免拔管时空气进入肠道
操作后	协助患者取舒适的卧位,嘱其尽量保留 5～10 min 再排便。不能协作下床者,协助其床上排便	以利于充分软化粪便,容易排出
	整理床单位及用物,开窗通风	—
	再次查对,洗手,在体温单大便栏处记录灌肠结果	—

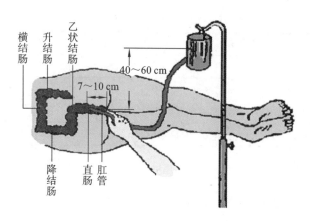

图 6-4　大量不保留灌肠术示意图

五、大量不保留灌肠术的注意事项

1. 保护患者　维护患者自尊,尽量少暴露患者,并防止着凉。

2. 密切观察　注意观察灌肠袋内液面下降情况,如溶液流入受阻,可能是粪块堵塞肛管口,可稍转动肛管或挤捏肛管;严密观察患者反应并倾听患者主诉,如患者感觉腹胀或有便意,可降低灌肠袋高度以减慢流速,或暂停片刻并嘱患者张口呼吸以放松腹肌,降低腹压;如患者出现面色苍白、出冷汗、剧烈腹痛、心慌气急,应立即停止灌肠,与医生联系,及时处理。

3. 溶液选择　遵医嘱准备灌肠溶液,掌握溶液的量、温度、浓度及压力。肝昏迷患者禁用肥皂液灌肠,以减少氨的产生与吸收;充血性心力衰竭和水钠潴留的患者禁用生理盐水灌肠;伤寒患者灌肠时,溶液量不得超过 500 mL,且筒内液面距肛门的距离不超过 30 cm。

4. 降温灌肠后的处理　降温灌肠后嘱患者保留 30 min 后再排便,排便后 30 min 测量体温,并记录在体温单上。

5. 禁忌证　消化道出血、妊娠、急腹症、严重心血管疾病患者。

单元七
口服给药技术

> **单元学习指引**

本单元学习给药的基本知识,包括给药的原则、途径、次数和时间,口服给药方法,操作中与患者的沟通交流及操作完成后对患者及其家属的健康教育等内容。

本单元课内学习时间为 8 学时。

> **引言**

药物治疗是临床最常用的一种治疗方法,通过不同的途径给药,达到治疗疾病、预防疾病、减轻不适、协助诊断及维持机体正常的生理功能的目的。护士是各种药物治疗的实施者,也是用药过程的监护者,为了合理、准确、安全、有效地给药,就必须了解相关的药理学知识,熟练掌握正确的给药方法和技术,正确评估患者用药后的疗效与反应,指导患者合理用药,使药物治疗达到最佳效果。其中口服给药指药物经口服后被胃肠道吸收进入血液循环,从而达到局部治疗或全身治疗的目的,是临床上最常用、最方便、安全、经济、适用范围广的给药方法。

> **定义**

1. 给药 给药即药物治疗,是临床最常用的一种治疗方法,通过不同的途径给药,达到治疗疾病、预防疾病、减轻不适、协助诊断及维持机体正常的生理功能的目的。

2. 口服给药技术 口服给药技术是最常用、最方便的给药方法,药物经口服后,被胃肠吸收、利用,起局部治疗或全身治疗的作用。

3. 缓释片 缓释片是通过适当的方法延长药物在体内的释放、吸收,从而达到延长药物作用时间的一类片剂。

4. 肠溶片 肠溶片是指在胃液中不崩解,而在肠液中能够崩解和吸收的一种片剂,它通常是在普通片剂外面包裹一层肠溶包衣。因为许多药物在胃液酸性条件下不稳定,易分解失效或对胃黏膜有刺激性;还有的药品只有在肠道中才能够更好地被吸收。

> **学习目标**

(1)识记给药基本知识和药物治疗原则。

(2)熟练操作口服给药技术。

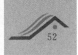

任务 7.1　给药基本知识和药物治疗原则

一、药物的种类、领取和保管（图 7-1）

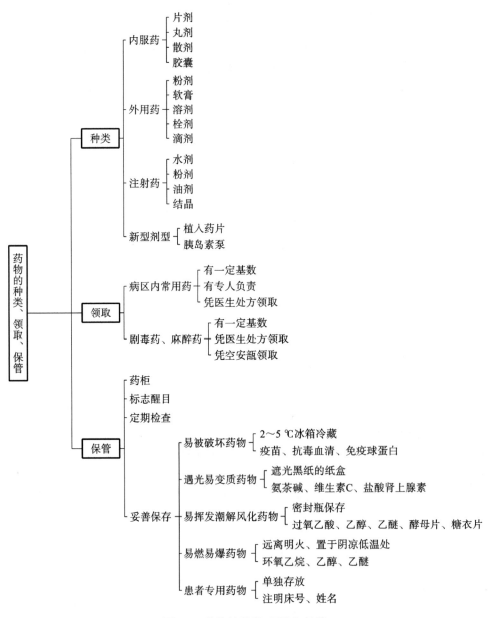

图 7-1　药物的种类、领取和保管

（一）药物的种类

1. 内服药　有片剂、胶囊、散剂及丸剂等。

2. 注射药 有水剂、油剂、结晶及粉剂等。

3. 外用药 有软膏、粉剂、栓剂、滴剂及溶剂等。

4. 其他类 有植入药片、胰岛素泵等。

(二)药物的领取

(1)病区内所备的常用药物,由专人负责管理,按规定进行领取和补充。

(2)口服药由中心药房专人负责配药,由病区护士领回,再次核对后发药。

(3)患者使用的贵重药物或特殊药物凭医生的处方领取。

(4)剧毒药、麻醉药及急救药品,病区应有固定基数,凭医生的处方领取和补充。

目前,有条件的医院已开始实行计算机联网管理,由药房或中心配药站送药到病区,不由护士领取药物。

(三)药物的保管

1. 药柜管理 药柜应放在通风、干燥、光线充足处,避免阳光直射,由专人保管,并保持清洁。

2. 分类放置 按内服药、注射药、外用药等分类放置,按有效期的先后次序有计划地使用。麻醉药、剧毒药、精神药应加锁保管,用专本登记,列入交班内容。患者个人专用的特殊药物,应注明床号、姓名、单独存放。

3. 标签明确 内服药标签为蓝色边,外用药标签为红色边,剧毒药标签为黑色边;标签上应标明药名(中英文对照)、剂量或浓度。

4. 定期检查 按规定定期检查药品质量、有效期,防止积压变质。如药物有变色、沉淀、浑浊、异味、潮解、霉变、标签脱落或模糊不清、药物已过期等现象,均不可使用,应及时退回药房处理。急救药品应每天清点、补充。

5. 按性质保存

(1)易挥发、潮解、风化或氧化的药物应装密封瓶内盖紧。如乙醇、碘酊、糖衣片、甘草片、维生素 B_1 等。

(2)易遇光变质的药物,应装入有色瓶内置于阴凉处,如为针剂应放在避光纸盒内保存。如碘酊、氨茶碱、维生素 C、肾上腺素等。

(3)易被热破坏的生化制品应冷藏(2~10 ℃)保存。如胰岛素、疫苗、抗毒血清、胎盘球蛋白等。

(4)易燃、易爆的药物应单独存放,注意密闭并置于阴凉处,远离火源。如乙醇、乙醚、环氧乙烷等。

二、药物治疗原则(图 7-2)

(一)准确执行给药医嘱

护士必须遵医嘱给药,但应避免盲目执行医嘱。应具备所给药物的有关知识,包括常用药物的作用、用量、药效、给药途径与方法、副作用、配伍禁忌、中毒表现及处理方法等。对有疑问的医嘱,应了解清楚后再执行。护士应熟练掌握医院常用英文缩写及中文译意(表 7-1)。

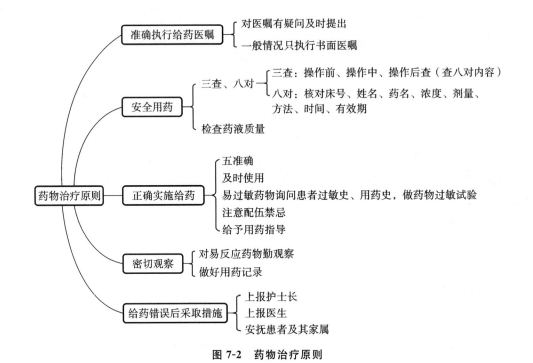

图 7-2　药物治疗原则

表 7-1　医院常用给药方法和给药时间英文缩写

外文缩写	中文译意	外文缩写	中文译意
qh	每 1 h 一次	st	立即
q2h	每 2 h 一次	prn	需要时（长期）
q3h	每 3 h 一次	sos	必要时（限用一次，12 小时内有效）
q4h	每 4 h 一次	Dc	停止
q6h	每 6 h 一次	Aa	各
qd	每天一次	Ad	加至
bid	每天两次	Rp. R	处方
tid	每天三次	Inj	注射
qid	每天四次	Po	口服
qod	隔天一次	OD	右眼
Bid	每周两次	OS	左眼
qm	每晨一次	OU	双眼
qn	每晚一次	AD	右耳
Am	上午	AS	左耳

外文缩写	中文译意	外文缩写	中文译意
pm	下午	AU	双耳
12n	中午12点	ID	皮内注射
12mn	午夜12点	H	皮下注射
hs	睡前	IM/im	肌内注射
ac	饭前	IV/iv	静脉注射
pc	饭后	ivgtt	静脉滴注

(二)安全用药

(1)严格执行"三查八对"制度。三查即操作前、操作中、操作后查(查八对内容)。八对即核对床号、姓名、药名、浓度、剂量、方法、时间、有效期。

(2)严格检查药物质量,如发现药物变质、密封瓶有裂痕、瓶盖松动,或药物已过期,均不可使用。

(3)对易导致过敏的药物,给药前应询问患者有无过敏史,必要时做药物过敏试验。同时用两种或两种以上的药物时,应注意配伍禁忌。

(4)发现给药错误,及时报告医生,予以处理。

(三)正确实施给药

(1)熟练掌握正确的给药技术。

(2)做到"五准确",即准确的药物,准确的浓度、剂量,准确的方法,准确的时间和准确的患者。

(3)指导患者合理用药,向患者讲解所用药物的名称、剂量、用法、时间安排等。教会患者评价治疗效果,并了解药物可引起的不良反应及基本处置方法等。

(四)密切观察

注意观察患者用药后的效果及不良反应(副反应、毒性反应、停药反应及过敏反应等),必要时报告医生及护士长并做好记录。

三、给药途径

给药途径应根据药物的性质、剂型以及患者对药物的吸收情况和治疗需要而定。给药途径分为舌下含服、吸入、口服、注射(皮内、皮下、肌内和静脉注射)、直肠给药和皮肤给药等。不同的给药途径时药物作用的快慢与强弱也有所不同。常用给药途径中,吸收速度由快至慢的顺序为吸入>舌下含服>直肠给药>肌内注射>皮下注射>口服>皮肤给药。有时,相同的药物不同的给药途径还会产生不同的药物效应。

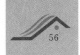

 任务 7.2　口服给药技术

一、口服给药技术的概念

口服给药技术是最常用、最方便,且较为安全的给药方法。一般由护士按照医嘱配药后分发给患者服用,随着信息技术和人工智能的普及,现在许多医院的住院药房根据电子医嘱,通过全自动摆药机配药,药品自动分包。病房护士取回后按床号顺序整理,经两人核对,确认无误后分发给患者。

二、口服给药技术的目的

(1)协助患者遵医嘱安全、正确地服药。
(2)预防、诊断和治疗疾病,维持人体正常生理功能。

三、评估患者状态

(1)患者的性别、年龄、体重、用药史、过敏史、肝肾治疗情况。
(2)患者对治疗的态度、合作程度、有无药物依赖。
(3)患者对所用药物的认识程度。
(4)患者有无吞咽困难、呕吐等。
(5)如果遇到小儿、鼻饲、上消化道出血,或口服固体药困难的患者,应将药物研碎。

四、口服给药准备

1.用物准备　发药盘、医嘱执行单、服药卡、药杯、量杯、药匙、滴管、研钵、包药纸、湿纱布、治疗巾、饮水管、水壶(内盛温开水)及发药车等。
2.环境准备　整洁、光线适宜、无干扰。

五、操作流程

口服给药技术操作流程见表7-2。

表 7-2　口服给药技术操作流程

	操作流程	操作要点
备药	核对医嘱、服药卡,按床号顺序将小药卡插入发药盘内,放好药杯,备好用物	—

续表

操作流程		操作要点
配药	配固体药	药片、胶囊等固体药用药匙取出所需药量,放入药杯。同一患者同一时间内服用的多种药片放入同一个药杯内
核对服药卡,无误后配药;根据药物剂型的不同,采用不同配药方法	配液体药	摇匀药液,打开瓶盖
		取量杯,一手拇指置于所需刻度,使其与护士视线平齐,另一手持药瓶,瓶签向掌心,倒药液至所需刻度处
		将药液倒入药杯,用湿纱布擦净瓶口,盖好
		油剂或不足 1 mL 的药液,用滴管吸取,滴于事先加入少量温开水的药杯内
		不宜稀释的药物,可用滴管直接滴入患者口中
	再次核对	配药完毕,重新核对药物、服药卡、医嘱执行单,盖上治疗巾备用
	整理用物	整理、清洁药柜及用物,洗手
发药	1.发药前须经两人核对药物	—	—
	2.发药准备:洗手后携服药卡、发药盘、备好温开水等至患者床旁	—	—
	3.再次核对:辨识患者并做好解释工作,核对药名、浓度、剂量、用法、时间	—	—
	4.按序发药	按床号顺序将药发送给患者	—
		解释用药的目的和注意事项	—
	5.协助服药	协助患者取舒适卧位及服药,重症患者应喂服; 待患者服药后方能离开	

续表

	操作流程	操作要点	
发药	6.整理记录	服药后,收回药杯再次核对,协助患者取舒适卧位休息; 药杯浸泡消毒后清洁,再消毒备用,一次性药杯集中消毒处理后销毁,清洁发药盘和发药车; 洗手,记录	—

六、口服给药中的注意事项

(1)患者对药物有疑问时,应重新核对,无误并向患者解释后方可服用。

(2)患者因故暂不能服药时,应将药物取回,适时再发药或交班。

(3)指导患者根据药物性能合理用药。

①注意服药时间:不同药物对服用时间有不同的要求。助消化药、解表药和对胃黏膜有刺激性的药物宜饭后服用,有利于食物消化及减少对胃黏膜的刺激;有些药如精神类药物则需睡前服用;增进食欲的健胃药宜在饭前服用(饭前 15~30 min),以利胃液分泌而增进食欲;中药补益药宜饭前服用以利吸收。

②注意服药的方法:a. 对呼吸道黏膜起安抚作用的止咳糖浆及口内溶化的药片,服后不宜立即饮水(15 min 后方可饮水),以免冲淡药液,降低疗效;若同时服用多种药物时,应最后服用止咳糖浆。b. 磺胺类和发汗类药服用后宜多饮水,防止磺胺类药因尿少析出结晶,堵塞肾小管,并有利于增强发汗药的药效。c. 缓释片、控释片、肠溶片、胶囊吞服时不可嚼碎,而胃必治、消食片等则需要嚼碎后服下。d. 对牙齿有腐蚀作用或使牙齿染色的药物如枸橼酸铁铵,服用时应避免与牙齿直接接触,可用饮水管吸入,服后再漱口。

③注意药物的配伍禁忌:有配伍禁忌的药物,不宜同时或间隔时间太短服用,如呋喃坦啶与碳酸氢钠。应尽量避免同时服用中药和西药,在医生的指导下同时服用多种药物,并应间隔 1 h 的时间。

④观察药物的副作用:如皮疹、恶心、呕吐、心率改变、黄疸等,如服用强心苷类药,服用前应先测脉率(心率)及其节律,脉率低于每分钟 60 次或节律异常时,不可服用,并应及时报告医生。

> **单元学习指引**

本单元学习注射原则、注射所需要的用物,药液抽吸技术,要求学生能够运用注射原则、无菌操作原则和查对制度准备注射用物、进行药液抽吸,做好注射前的准备工作。

本单元课内学习时间为 8 学时。

> **引言**

药液抽吸技术是进行注射的前提和基础,既要正确、规范地完成药液的抽吸,又要保持无菌和避免浪费药液,需要一定的技巧,注射原则是各项注射技术的行为准则,必须严格执行。

> **定义**

1. 注射法 注射法是将无菌药液或生物制剂注入体内的方法,可达到协助诊断、预防和治疗疾病的目的。

2. 注射器 注射器是一种常见的医疗用具。早在 15 世纪,意大利人卡蒂内尔就提出注射器的原理。

> **学习目标**

完成注射前的准备工作。

单元八 **PPT**

任务8 注射前的准备工作

一、识记注射原则

1. 严格执行查对制度 做好"三查八对"工作。仔细检查药液质量,如药物有变色、沉淀、浑浊、已过有效期或安瓿有裂痕等则不可使用。同时用数种药液时应注意检查配伍禁忌。

2. 严格遵守无菌操作原则 注射前护士应洗手或用速干消毒液消毒双手,戴口罩。注射部位皮肤进行常规消毒,即用 2% 碘酊棉签以注射点为中心向外呈螺旋形涂擦,直径在 5 cm 以上,碘酊干后用 75% 乙醇棉签以同法脱碘,待干后方可注射。或用 0.5% 聚维酮碘以同法涂擦消毒两遍,无须脱碘。操作中防止药液和注射器、针头的无菌区域被污染。

3. 严格执行消毒隔离制度 注射时做到一人一针、一人一垫(或治疗巾)、一人一止血带,防止交叉感染。所用物品须按医院内感染防护要求处理;一次性物品使用后,须按规定分类集中处理,不可随意丢弃。

4.选择合适的注射器和针头　根据药液剂量、黏稠度、刺激性的强弱、注射方法以及注射对象等选择注射器和针头。注射器应完整无裂缝,不漏气;针头应锐利,无钩、无弯曲,型号合适;注射器和针头的衔接须紧密。一次性注射器的包装应密封且在有效期内。

5.选择合适的注射部位　防止损伤血管和神经。不可在局部皮肤有损伤、炎症、硬结、瘢痕及患皮肤病处进针。各种注射法的进针角度见图 8-1。

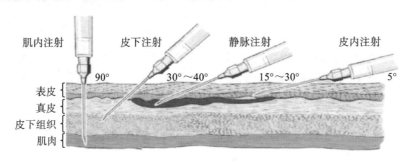

图 8-1　各种注射法的进针角度

6.注射药液现配现用　注射药液应按规定的时间临时抽取,防止药液污染或药效降低。

7.排尽空气　进针前排尽注射器内空气,以防空气进入血管形成栓塞;排气时应防止浪费药液。

8.进针后检查回血　进针后、注射药液前应抽动活塞检查有无回血。动、静脉注射必须见回血方可注入药液;皮下、肌内注射无回血方可注入药液,如有回血,应拔出针头,加压止血后更换部位重新进针,不可将药液注入血管内。

9.减轻患者的不适与疼痛

(1)解除患者思想顾虑,分散注意力,小儿多鼓励,指导或协助患者采取适当的姿势,使肌肉放松,易于进针。

(2)注射时做到两快一慢,即进针和拔针快,推药液慢,以减轻药液对组织的刺激。

(3)注射刺激性强的药液或油剂,针头宜粗长,且进针要深。同时注射几种药物,应先注射刺激性较弱的,再注射刺激性较强的,推药速度宜更慢,以减轻疼痛。长期注射应更换注射部位。

二、用物准备

1.基础注射盘

(1)无菌持物镊。

(2)皮肤消毒液(常备 2%碘酊、75%乙醇各 1 瓶或 0.5%聚维酮碘 1 瓶)、速干手消毒液及无菌棉签、无菌纱布。

(3)砂轮、弯盘、启瓶器,静脉注射时加止血带、小垫枕及治疗巾。

2.注射器和针头

(1)构造:注射器由针头、乳头、空筒、活塞(活塞体、活塞轴、活塞柄)构成。其中乳头、空筒内壁、活塞体应保持无菌,手不可触摸。针头的构造分针尖、针梗和针栓三个部分。其中针尖、针梗应保持无菌,手不可触摸(图 8-2)。

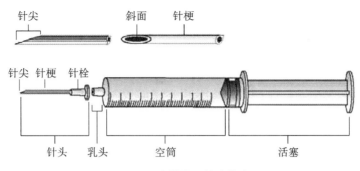

图 8-2　注射器和针头构造

（2）规格：注射器有 1、2、5、10、20、30、50、100 mL 等规格。针头有 4、4.5、5、5.5、6、6.5、7、8、9、12 号等规格。

三、药物准备

1.药液抽吸技术操作程序　见图 8-3。

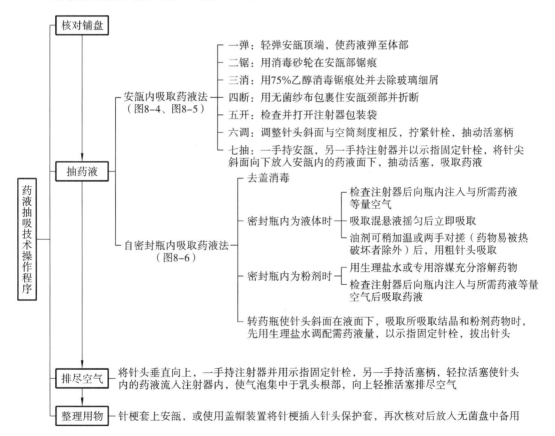

图 8-3　抽吸药液操作流程

2. 药液抽吸操作中的注意事项

（1）严格执行无菌操作原则和查对制度。

（2）折断安瓿时应避免捏碎安瓿上端。自安瓿内抽药时，安瓿倾斜度不能过大，以免有药液流出，要抽尽安瓿内的药液。

（3）抽药时手只能触及活塞轴和活塞柄，不可触及活塞体部，以免污染药液。排气时固定针梗，不能触及针梗和针尖，轻推活塞排气，不可浪费药液。

（4）结晶和粉剂需按要求先用无菌生理盐水或专用溶媒等充分溶解，然后再抽吸；混悬剂应摇匀后抽。油剂和混悬剂抽吸时，应选用较粗的针头。

（5）操作中要仔细谨慎，防止针刺伤。配制化疗药物时要做好个人防护。

（6）药液抽取后要及时注射，以免药液污染和效价降低。

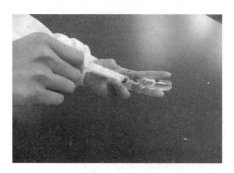

图 8-4　自小安瓿内抽吸药液

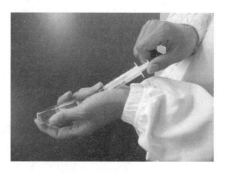

图 8-5　自大安瓿内抽吸药液

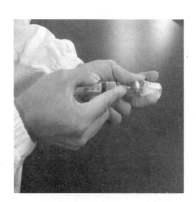

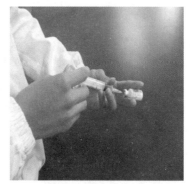

图 8-6　自密封瓶抽吸药液

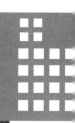

单元九
皮试液配制和试验技术
（皮内注射技术）

> ➤ **单元学习指引**

本单元学习药物过敏的特点、预防，青霉素皮试液的配制及注射，过敏性休克的临床表现及处理措施。要求学生能够以严谨、细致的职业精神正确配制皮试液，正确进行皮内注射，正确判定皮试结果，积极采取预防过敏的措施，运用青霉素过敏的临床表现及时判断患者是否过敏，并能在患者发生过敏性休克时抢救患者生命。

本单元课内学习时间为 12 学时。

> ➤ **引言**

临床上使用某些药物时，可因患者的过敏体质等各种原因引起不同程度的过敏反应，甚至因抢救不及时而危及生命。护士应正确掌握各种皮试液的配制和注射方法，正确判断皮试结果，一旦发生过敏反应能够及时采取相应处理措施，挽救患者生命。

> ➤ **定义**

1. 青霉素（penicillin，或音译盘尼西林） 青霉素又被称为青霉素 G、peillin G、盘尼西林、配尼西林、青霉素钠、苄青霉素钠、青霉素钾、苄青霉素钾。青霉素是指分子中含有青霉烷、能破坏细菌的细胞壁并在细菌细胞的繁殖期起杀菌作用的一类抗生素，是由青霉菌中提炼出的抗生素。

2. 皮试 皮试是皮肤（或皮内）过敏试验的简称，是临床最常用的特异性检查。

3. 皮内注射技术 皮内注射技术是将少量无菌药液注入表皮与真皮之间的方法。

4. 药物过敏反应 药物过敏反应也称为药物变态反应，是由药物引起的过敏反应，是药物不良反应中的一种特殊类型，与人的特异性过敏体质有关，仅见于少数人。

5. 过敏性休克 过敏性休克是外界某些抗原性物质进入已致敏的机体后，通过免疫机制在短时间内触发的一种严重的全身性过敏反应，多突然发生且严重程度剧烈，若不及时处理，常可危及生命。

> ➤ **学习目标**

（1）配制并皮内注射青霉素皮试液。

（2）抢救青霉素过敏性休克患者。

单元九 PPT

任务 9.1 配制并皮内注射青霉素皮试液

一、配制青霉素皮试液的原因

青霉素本身不具有免疫原性，但制剂中所含的高分子聚合物及其降解产物（如青霉噻唑酸和青霉烯酸）属于半抗原物质，进入机体后，可与组织蛋白、多肽、多糖结合后形成全抗原，刺激机体产生特异性抗体（IgE），由于 IgE 与组织细胞具有特殊的亲和力，故形成的抗体固定在某些组织的肥大细胞上和血液中的嗜碱性粒细胞表面，使机体呈致敏状态。当具有过敏体质的人再次接受类似抗原刺激后，即与特异性抗体结合，发生抗原抗体反应，导致细胞破裂，从排出的颗粒中和细胞内释放一系列生物活性物质，如组胺、激肽、5-羟色胺、白三烯等血管活性物质。这些物质作用于效应器官，使平滑肌痉挛、毛细血管扩张、毛细血管通透性增高、腺体分泌增多。由于血管活性物质作用的部位不同及个体差异，故临床表现也是多种多样，导致患者出现皮肤、呼吸道、消化道的过敏反应，甚至出现过敏性休克（图 9-1）。

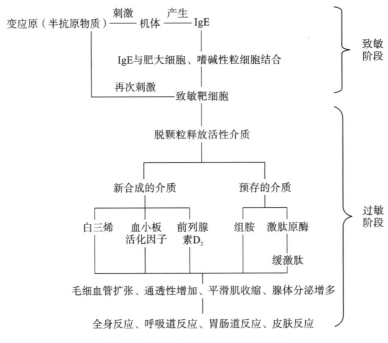

图 9-1 青霉素过敏性休克发生机制

二、配制青霉素皮试液的目的

预防青霉素过敏反应的发生。

三、皮内注射青霉素皮试液之前患者评估

1. 辨识患者 对入院患者要查对患者的床号、姓名、手腕带，床头、床尾卡等。

2. 评估患者的用药史、家族史、过敏史

(1)用药史:询问之前患者用过什么药物。

(2)家族史:某一种疾病在患者家族成员中的发病情况。

(3)过敏史:询问患者之前是否对某种药物或食物过敏。

3. 患者进食情况 患者是否进食,空腹时不宜进行药物过敏试验。

4. 注射部位评估 患者的注射部位皮肤情况、参考注射原则中对注射部位的皮肤要求,即防止损伤血管和神经。不可在局部皮肤有损伤、炎症、硬结、瘢痕及患皮肤病处进针。

5. 合作程度 患者对皮内注射青霉素皮试液的了解程度和与护士的合作程度。

四、青霉素皮试液配制的操作准备

1. 用物准备 注射盘内备药液,0.1%盐酸肾上腺素,急救药品与器械,1 mL、2 mL 注射器,4 号或 4.5 号、7 号针头,手消毒剂、锐器盒、生活垃圾桶及医用垃圾桶。

2. 环境准备 环境整洁,符合无菌操作要求,光线充足。

五、青霉素皮试液配制操作流程

以每毫升含 200~500 U 的青霉素生理盐水溶液(200~500 mL)为标准,皮试液的最终剂量为 0.1 mL(含 20~50 U),临床青霉素的制剂规格有 40 万 U、80 万 U、160 万 U、400 万 U,下表中以每瓶含青霉素 80 万 U 为例进行配制(表 9-1)。

表 9-1 以每瓶含青霉素 80 万 U 为例配制皮试液

步骤	青霉素	加生理盐水/mL	药物浓度/(U/ mL)	要求
溶解药液	80 万 U/瓶	4	20 万	充分溶解
1 次稀释	取上液 0.1 mL	至 1	2 万	混匀
2 次稀释	取上液 0.1 mL	至 1	2000	混匀
3 次稀释	取上液 0.1~0.25 mL	至 1	200~500	混匀

六、青霉素皮试液的试验方法(皮内注射技术)

1. 皮内注射技术的目的

(1)用于药物过敏试验。

(2)预防接种。

(3)局部麻醉的先驱步骤。

2. 皮内注射技术的准备工作

(1)护士准备:衣帽整洁,修剪指甲,洗手,戴口罩。

(2)用物准备:治疗车上层备注射卡、手消毒液,注射盘内备皮肤消毒液(75%乙醇)、无菌棉签、无菌纱布或棉球、1 mL 注射器、4 号针头、砂轮、弯盘、医嘱所用药物,做药物过敏试验时备已经配制好的皮试液和 0.1%盐酸肾上腺素及 2 mL 注射器。治疗车下层备生活垃圾桶、医用垃圾桶、锐器回收盒。

(3)环境准备:整洁,符合无菌操作的基本要求,光线充足。

3. 操作流程 皮内注射技术操作流程见表 9-2。

表 9-2　皮内注射技术操作流程

	操作步骤		要点说明
核对医嘱	双人核对医嘱		—
评估	评估患者病情、意识状态、自理能力,过敏史、用药史、家族史		—
	告知皮内注射的目的,评估患者皮肤情况		—
准备	护士准备:着装整洁、规范,洗手、戴口罩		—
	用物准备:根据医嘱配制皮试液及其他用物		—
核对解释	携用物至床旁,核对患者信息,做好解释工作		取得患者的配合
操作中	选择注射部位	药物过敏试验:前臂掌侧下缘 卡介苗预防接种:上臂三角肌下缘	再次检查注射部位皮肤情况
	消毒皮肤	用 75% 乙醇消毒皮肤	
	再次核对	操作中再次核对患者和药物信息	—
	排气进针	一手绷紧皮肤,另一手持注射器,以示指固定针栓使针头与皮肤成 5°角刺入皮内(针尖斜面完全进入)(图 9-2)	进针角度不能过大
	固定推药	固定针头,缓慢推入药液 0.1 mL(含 20~50 U),形成一皮丘(图 9-3)	注入剂量要准确
操作后	快速拔针	不按压注射部位	—
	再次核对	操作后再次核对患者和药物信息	—
	交代患者	20 min 内不离开病室,不触碰皮试部位皮肤,教会患者使用呼叫装置,如有不适及时告知医护人员	嘱患者勿按揉或搔抓注射部位,以免影响结果的观察,且 20 min 内勿离开病房,如有不适及时报告
	协助患者取适当体位,整理床单位		—
	规范处置用物,洗手、记录		按消毒隔离原则处理用物
	20 min 后判断皮试结果,记录		将过敏试验结果记录在病历等相关医疗文书上,阴性用蓝笔标记"—",阳性用红笔标记"+"

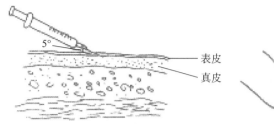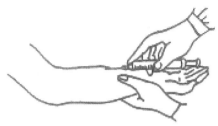

表皮
真皮

图 9-2　皮内注射进针角度和方法

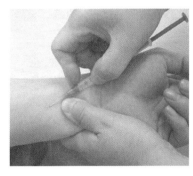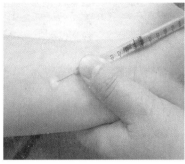

图 9-3　皮内注射进针手法和皮丘

4.结果判断

（1）阴性：局部皮丘无改变，周围无红肿，全身无自觉症状。

（2）阳性：局部皮丘隆起，并出现红晕硬块，直径大于 1 cm，或红晕周围有伪足，痒感，严重时可出现过敏性休克（图 9-4）。

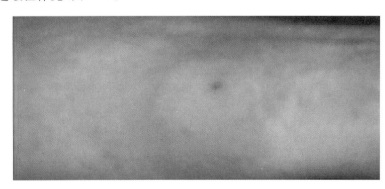

皮试结果
阳性

图 9-4　皮试结果阳性

七、药物过敏试验的注意事项

（1）皮试前必须仔细询问三史，有青霉素过敏史者禁做药物过敏试验。停药超过 3 天或改用批号时，需重做药物过敏试验。

（2）配制皮试液时，抽吸药液量要准确，每次抽吸后应充分混匀，以确保皮试液浓度的准确性。

（3）药物过敏试验后严密观察患者反应并准确、及时、真实记录结果。

（4）青霉素水溶液极不稳定，放置过久除引起效价降低外，还可分解产生致敏物质，因此使用青霉素应现用现配。配制皮试液或溶解青霉素的生理盐水应专用。

（5）如对试验结果有怀疑，应在对侧前臂掌侧下段皮内注射生理盐水 0.1 mL，20 min后，对照反应，确认青霉素试验结果为阴性方可用药。

（6）进针勿深，推注剂量要准确，拔针后切勿按揉。

（7）做药物过敏试验，忌用碘酊、聚维酮碘消毒，以免影响结果判断。

任务 9.2　抢救青霉素过敏性休克患者

一、过敏性休克临床表现

（一）过敏性休克

过敏性休克是青霉素过敏反应中最严重的反应，发生率为 5/万～10/万，其特点是反应迅速、强烈，可危及患者生命。一般在进行青霉素过敏试验或注射药物后数秒或数分钟内闪电式发生，也有的于半小时后出现，极少数患者发生在连续用药的过程中。

1. 呼吸道阻塞症状　由喉头水肿、支气管痉挛、肺水肿所致，患者主观感觉胸闷、喉头堵塞伴濒死感，客观表现为气急、哮喘、发绀、呼吸困难等。

2. 循环衰竭症状　由于周围血管扩张导致有效循环血量不足，患者面色苍白、出冷汗、脉搏细弱、血压急剧下降等。

3. 中枢神经系统症状　由于脑组织缺氧，患者出现烦躁不安、头晕、面部及四肢麻木、意识丧失、抽搐、大小便失禁等。

4. 皮肤过敏症状　可出现皮肤瘙痒、荨麻疹及其他皮疹。

（二）血清病型反应

一般于用药后 7～12 天发生，临床表现和血清病相似，有发热、关节肿痛、皮肤瘙痒、荨麻疹、全身淋巴结肿大、腹痛等症状。

（三）各器官或组织的过敏反应

1. 皮肤过敏反应　表现为皮肤瘙痒、荨麻疹，严重者可发生剥脱性皮炎。

2. 呼吸道过敏反应　可引起哮喘或诱发原有的哮喘发作。

3. 消化系统过敏反应　可引起过敏性紫癜，以腹痛和便血为主要症状。

上述表现可单独出现，也可同时存在，常以呼吸道症状或皮肤瘙痒较早出现，因此必须注意倾听患者的主诉并加强观察。

二、过敏性休克的处理

1. 就地抢救　立即停药，患者就地平卧，注意保暖，立即通知医生。

2. 注射盐酸肾上腺素　立即皮下注射 0.1% 盐酸肾上腺素 0.5～1 mL，患儿酌减，如症状不缓解，可每隔半小时皮下或静脉注射 0.5 mL，直至脱离危险期。此药是抢救过敏性休克的首选药物，它具有收缩血管、增加外周阻力、升高血压、兴奋心肌、增加心排血量及松弛支气管平滑肌的作用。

3. 维持有效的呼吸与循环功能

（1）立即给予氧气吸入，以改善缺氧症状。

（2）当呼吸受抑制时，应立即进行口对口人工呼吸，并注射尼可刹米或洛贝林等呼吸中枢兴奋剂。

（3）喉头水肿影响呼吸时，应立即准备气管插管或配合施行气管切开术。

（4）患者心搏骤停时，立即进行心肺复苏抢救。

4. 维持循环功能

（1）血压不回升，可用右旋糖酐以扩充血容量，必要时给予多巴胺、间羟胺等升压药物。

（2）如患者发生心搏骤停，立即进行胸外心脏按压术。

5. 纠正酸中毒和抗过敏　遵医嘱给予5％碳酸氢钠碱性药物以纠正酸中毒，盐酸异丙嗪或苯拉明抗组胺类药物对抗过敏反应。同时给予地塞米松 510 mg 静脉注射，5％或 10％ 葡萄糖液 500 mL 加氢化可的松琥珀酸钠 200 mg 静脉滴注，此药有抗过敏作用，能迅速缓解症状。

6. 观察与记录　密切观察患者呼吸、脉搏、血压、神志、尿量等。对病情动态变化做好护理记录。患者未脱离危险期，不宜搬动。在注射卡、门诊病历上醒目地注明青霉素过敏试验阳性反应，并告知患者及其家属。

单元十 皮下注射技术

➤ 单元学习指引

➤ 单元学习指引

本单元学习皮下注射的目的、部位、准备、流程、注意事项,操作中与患者的沟通交流及操作完成后对患者及其家属的健康教育。

本单元课内学习时间为 8 学时。

➤ 引言

皮下注射技术为预防接种的常用方法,也是糖尿病患者注射胰岛素的常用给药途径,护士必须熟练掌握这项操作。

➤ 定义

1. 皮下注射 皮下注射是将少量药液或生物制剂注入皮下组织的方法。

2. 疫苗 疫苗是指用各类病原微生物制作的用于预防接种的生物制品。其中用细菌或螺旋体制作的疫苗亦称为菌苗。疫苗分为活疫苗和死疫苗两种。常用的活疫苗有卡介苗,脊髓灰质炎疫苗、麻疹疫苗、鼠疫菌苗等。常用的死疫苗有百日咳菌苗、伤寒菌苗、流脑菌苗、霍乱菌苗等。

➤ 学习目标

掌握皮下注射技术。

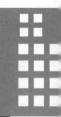

单元十 PPT

任务 10 皮 下 注 射

一、皮下注射的目的

(1)用于不宜口服而需在一定时间内发挥药效的药物,如肾上腺素、胰岛素等。

(2)预防接种各种疫苗。

(3)局部给药,如局部麻醉、封闭疗法。

二、评估患者状态

(1)患者的病情及用药情况。

(2)患者对所用药物和注射方法是否了解,是否愿意配合护士完成皮下注射操作。

(3)注射部位皮肤及皮下组织状况,注射原则中规定防止损伤血管和神经。不可在局部皮肤有损伤、炎症、硬结、瘢痕及患皮肤病处进针。

三、皮下注射的准备

1. 护士准备 着装整齐、修剪指甲、洗手、戴口罩。

2. 用物准备

（1）治疗车上层：注射盘内备皮肤消毒液、无菌棉签、砂轮、弯盘、无菌治疗巾（无菌纱布）、已配制或抽吸好药液的注射器、注射卡、手消毒液。

（2）治疗车下层：生活垃圾桶、医用垃圾桶、锐器回收盒。

3. 环境准备 整洁、安静、宽敞、明亮，必要时遮挡患者。

4. 患者准备

（1）明确注射目的和注意事项，取舒适体位并暴露注射部位，配合操作。

（2）常用部位：上臂三角肌下缘、大腿前侧和外侧、两侧腹壁、后背等（图 10-1）。

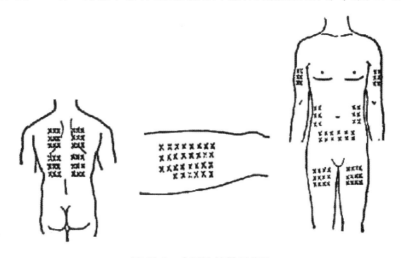

图 10-1 皮下注射常用部位

四、操作流程

皮下注射操作流程见表 10-1。

表 10-1 皮下注射操作流程

操作流程		要点说明
核对医嘱	双人核对医嘱	—
评估	评估患者病情、意识状态、自理能力	—
	告知皮下注射的目的，评估患者注射部位皮肤及皮下组织状况，不可在局部皮肤有损伤、炎症、硬结、瘢痕及患皮肤病处进针	—
准备	护士准备：护士着装整齐，修剪指甲，洗手、戴口罩	—
	用物准备：根据医嘱准备皮下注射用物	—
核对解释	携用物至床旁，核对患者信息，做好解释工作，取得患者的配合	取得患者的配合

续表

	操作流程	要点说明
操作前	摆好体位:协助患者取适当体位	—
操作中	定位消毒:选择注射部位,消毒皮肤,待干	按注射原则选择注射部位;经常注射的患者要定期更换注射部位
	查对、排气:再次查对,排尽空气	操作中核对
	进针:一只手绷紧患者皮肤,另一只手持注射器,以示指固定针栓使针头与皮肤成30°～40°角迅速刺入针头的1/2～2/3(图10-2)	—
	注入药液:固定针头,松开绷紧皮肤的手,抽动活塞,无回血即缓慢推入药液	—
	拔针按压:注射完毕以棉签轻压针刺处,快速拔针	—
操作后	再次核对:再次核对患者和药物信息,观察患者用药反应	操作后核对
	整理记录:整理床单位,协助患者取适当体位。处理用物,洗手,记录	—

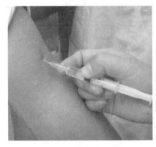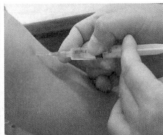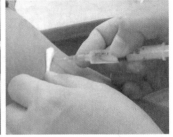

图 10-2　皮下注射操作手法

五、皮下注射的注意事项

1.药量准确　注射药液少于1 mL时,必须使用1 mL注射器,以保证剂量准确。

2.角度正确　进针角度不宜超过45°,以免刺入肌层。

3.计划使用注射部位　须长期皮下注射的患者,应有计划地更换注射部位,以利于药物吸收。并注意观察局部药物的吸收情况,如吸收差、有硬结,可热敷。

4.正确拔针　拔针时,勿用棉签用力按压进针点(应先拔针后按压),避免针尖斜面对组织造成切割伤而增加拔针时的疼痛感。

> **单元学习指引**

本单元学习肌内注射的目的、部位、定位、注意事项等，操作中与患者的沟通交流及操作完成后对患者及其家属的健康教育。识记肌内注射的理论知识，完成正确的操作，并在操作中关爱患者，和患者进行有效沟通，同时，使患者及其家属了解肌内注射的配合要点、注意事项以便之后配合护士的工作。

本单元课内学习时间为 8 学时。

> **引言**

人体肌肉组织有着丰富的毛细血管，毛细血管是多孔的类脂质膜，药物通过的速度较透过其他生物膜快，肌肉内的药物通过毛细血管壁到达血液内，吸收较完全且迅速。

> **定义**

1. 臀大肌　臀大肌是髋肌后群肌之一。呈宽厚四边形，位于臀皮下，起自髂骨外面和骶骨背面，纤维斜向外下，覆盖大转子，止于股骨的臀肌粗隆。此肌可使大腿后伸并外旋，下肢固定时伸直躯干并防止躯干前倾以维持身体平衡。受臀下神经（腰 5、骶 1～2）支配。由于该肌肥厚，因此臀部为最常用的肌内注射部位。

2. 臀中肌　臀中肌位于髂骨翼外面，臀中肌后部位于臀大肌深层，为羽状肌。起于髂骨翼外面，止点于股骨大转子。

3. 三角肌　三角肌俗称"虎头肌"，是一个底向上尖向下的三角形肌，位于肩部皮下，从前、后、外侧包裹着肩关节，是一块多羽状肌。

> **学习目标**

完成肌内注射操作流程。

单元十一PPT

任务 11　肌 内 注 射

一、肌内注射的定义

肌内注射（IM）是将少量无菌药液注入肌肉组织内的方法。人体肌肉有丰富的毛细血管网，药液注入肌肉组织后，可通过毛细血管壁进入血液循环，毛细血管壁是多类脂质膜，药物透过的速度较透过其他生物膜快，故吸收较完全且迅速。

二、肌内注射的目的

(1)用于需较短时间内发挥疗效,又不宜采用口服或静脉注射的药物。

(1)用于注射刺激性较强或药量较大,且不宜静脉注射的药物。肌内注射是将药液注入肌肉组织内的方法。

三、评估患者状态

(1)患者的病情及用药情况。

(2)患者对所用药物和肌内注射是否了解,是否能够并愿意配合护士完成肌内注射操作。

(3)注射部位皮肤及皮下组织状况,注射原则中规定防止损伤血管和神经。不可在局部皮肤有损伤、炎症、硬结、瘢痕及患皮肤病处进针。

四、肌内注射的准备

1.用物准备

(1)治疗车上层:注射盘内备皮肤消毒液、无菌棉签、砂轮、弯盘、无菌治疗巾(无菌纱布)、已配制或抽吸好药液的注射器、注射卡、手消毒液。

(2)治疗车下层:生活垃圾桶、医用垃圾桶、锐器回收盒。

2.环境准备 整洁、安静、宽敞、明亮,必要时遮挡患者。

3.患者准备

(1)明确注射目的和注意事项,取舒适体位并暴露注射部位,配合操作。

(2)常用注射部位和体位准备:臀大肌、臀中肌、臀小肌、股外侧肌、上臂三角肌。患者配合护士操作所采取的体位见图11-1。

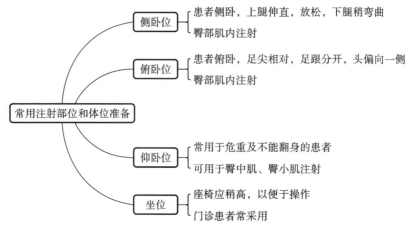

图 11-1 常用注射部位和体位准备

4.护士准备 着装整齐、修剪指甲、洗手、戴口罩。

5.注射部位的定位

(1)臀大肌注射定位:注射时,应避免刺伤坐骨神经(图11-2)。定位方法有以下两种。

①十字法:从臀裂顶点向左或右划一水平线,然后从髂嵴最高点作一垂直线,将一侧臀

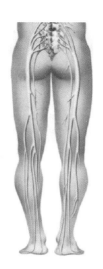
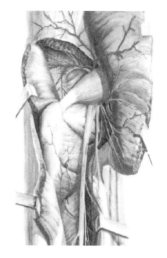

坐骨神经位置

图 11-2　坐骨神经位置

部分为 4 个象限,其外上象限,并避开内角即为注射部位(图 11-3)。

②连线法:取髂前上棘与尾骨联线的外 1/3 处为注射部位(图 11-4)。

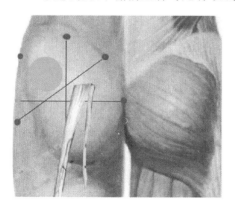
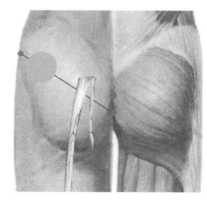

臀大肌注射法
之十字法

臀大肌注射法
之连线法

图 11-3　臀大肌注射法之十字法　　　　图 11-4　臀大肌注射法之连线法

(2)臀中肌、臀小肌注射定位:该处注射可避开大血管、神经,且脂肪组织较薄,肌肉坚实,解剖标界易找并实用,故目前使用日趋广泛。定位方法有以下两种。

①二指法(构角法):以示指尖和中指尖分别置于髂前上棘和髂嵴下缘处,在示指、中指、髂嵴之间构成一个三角形区域。注射部位在示指和中指构成的角内(图 11-5)。

②三指法:髂前上棘外侧三横指处。患儿以自己手指为标准(图 11-6)。

(4)股外侧肌注射定位:大腿外侧中段(膝上 10 cm,髋关节下 10 cm)约 7.5 cm 宽(一般成人)(图 11-7)。此区大血管、神经很少通过,注射的范围较广,适合于多次注射。

(5)上臂三角肌注射定位:上臂外侧,肩峰下 2～3 横指处。此处肌肉较薄,只供小剂量注射(图 11-8)。

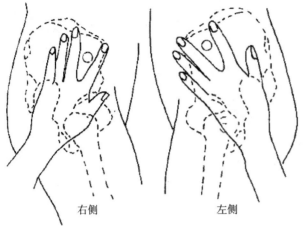

右侧　　　　　　　　　左侧

图 11-5　构角法

图 11-6　三指法

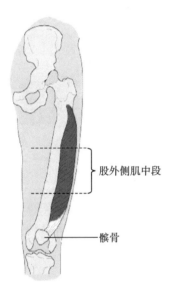

股外侧肌中段

髌骨

图 11-7　股外侧肌注射区域

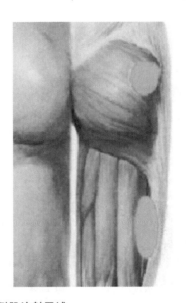

股外侧肌
注射区域

上臂三角肌
注射区域

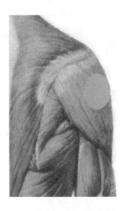

图 11-8　上臂三角肌注射区域

五、肌内注射操作流程

肌内注射操作流程见表 11-1。

表 11-1　肌内注射操作流程

	操作流程	要点说明
核对医嘱	护士着装整洁、规范,洗手、戴口罩,双人核对医嘱	—
评估	评估患者病情、意识状态、自理能力	—
	告知患者肌内注射的目的,评估患者皮肤注射部位皮肤情况及皮下组织状况,是否避开了血管和神经。局部皮肤有无损伤、炎症、硬结、瘢痕及是否有皮肤病	—
准备	护士准备:护士着装整齐,修剪指甲,洗手、戴口罩	—
	用物准备:根据医嘱准备注射液及其他用物	—
	携用物至床旁,核对患者信息。取得患者的配合	取得患者的配合
操作前	保护隐私:注意保暖及保护患者隐私,用屏风或隔帘遮挡	—
	摆好体位:协助患者取适当体位	—
操作中	定位消毒:选择注射部位,消毒皮肤,待干	1.按注射原则选择注射部位 2.经常注射的患者要定期更换注射部位 3.避开血管和神经
	查对、排气:再次查对,排尽空气	操作中核对
	进针:左手绷紧注射点皮肤;以右手执笔式持注射器,与皮肤成90°角快速进针	—
	注入药液:固定针头,松开绷紧皮肤的手,抽动活塞,无回血即缓慢推入药液	—
	拔针按压:注射完毕以棉签轻压针刺处,快速拔针(图 11-9)	—
操作后	再次核对:再次核对患者和药物信息,观察患者用药反应	操作后核对
	整理记录:整理床单位,协助患者取适当体位。处理用物,洗手,记录	—

六、肌内注射操作注意事项

1. 使用油剂及混悬剂时　应选用稍粗的针头,并将针头与乳头衔接处拧紧,以防用力推注时该处松脱,致药液外漏。混悬剂排气后应立即注射,防止药物堵塞针头,或更换针头注射。

2. 勿将针梗全部刺入　防止针梗从根部折断,难以取出。

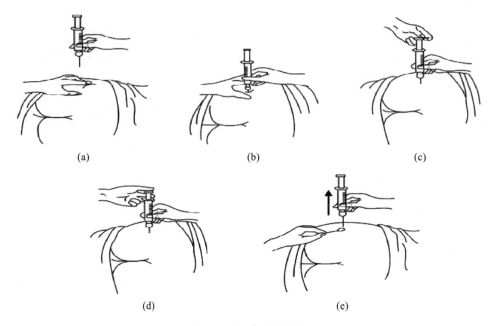

(a)　　　　　　　　(b)　　　　　　　　(c)

(d)　　　　　　　　(e)

图 11-9　肌内注射流程

3. 常更换注射部位　长期注射者,应经常更换注射部位,并注意观察局部药物的吸收情况,如吸收差、有硬结可采用局部热敷及其他理疗措施。

4. 防止损伤坐骨神经　注射部位须准确,两岁以下婴幼儿由于臀部肌肉发育不完善,不宜选用臀大肌注射,以免损伤坐骨神经,可选用臀中肌、臀小肌或股外侧肌注射。

单元十二
静脉注射技术

➤ 单元学习指引

本单元学习静脉注射的目的、部位、定位、注意事项等,以及操作中与患者的沟通交流及操作完成后对患者及其家属的健康教育。静脉注射药物直接进入血液循环,可以迅速发挥疗效,经常用于抢救,护士需要识记静脉注射的理论知识,正确的操作技术,迅速的抢救方法,和患者沟通的有效技巧,同时,要使患者及其家属了解静脉注射的配合要点和注意事项以便之后配合护士的工作。

本单元课内学习时间为 8 学时。

➤ 引言

静脉注射是将血液、药液、营养液等液体物质直接注入患者静脉中的治疗方法,应用非常广泛,在各种疾病的治疗过程中均十分重要。因为静脉注射的对象不同、方法不同、部位不同、器具不同等,还有一些特殊的操作步骤,一旦操作失误或其他因素的影响,可能出现不安全注射的问题。

➤ 定义

1.四肢浅静脉 上肢常选用肘部浅静脉(头静脉、正中静脉、贵要静脉),腕部、手背的浅静脉;下肢常选用足背静脉、大隐静脉、小隐静脉。

2.头皮静脉 头皮静脉注射一般用于婴幼儿。婴幼儿头皮静脉较为丰富,分支多,互相沟通交错成网且表浅易见,易于固定,便于保暖。常选用额静脉、颞浅静脉、耳后静脉和枕静脉,选择时应注意与头皮动脉相鉴别。

3.股静脉 股静脉位于股三角区,在髂前上棘和耻骨结节连线的中点与股动脉相交,在股动脉的内侧 0.5 cm 处。

➤ 学习目标

(1)找出常见静脉注射部位,根据注射部位为患者安置体位。

(2)完成"静脉注射"操作流程。

(3)分析静脉穿刺失败的常见原因。

单元十二 PPT

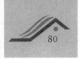

任务 12.1　常见静脉注射部位的选择

一、常见静脉注射部位的选择

1.四肢浅静脉　上肢常选用肘部浅静脉(头静脉、正中静脉、贵要静脉),腕部、手背的浅静脉;下肢常选用足背静脉、大隐静脉、小隐静脉(图 12-1)。

2.头皮静脉　头皮静脉注射一般用于婴幼儿。婴幼儿头皮静脉较为丰富,分支多,互相沟通交错成网且表浅易见,易于固定,便于保暖。常选用额静脉、颞浅静脉、耳后静脉和枕静脉,选择时应注意与头皮动脉相鉴别(图 12-2)。

3.股静脉　股静脉位于股三角区,在髂前上棘和耻骨结节连线的中点与股动脉相交,在股动脉的内侧 0.5 cm 处(图 12-3)。

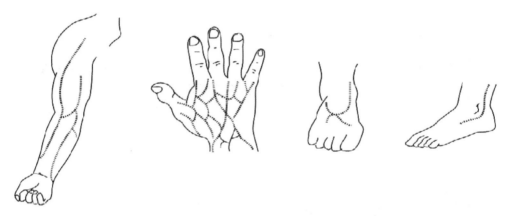

图 12-1　四肢浅静脉

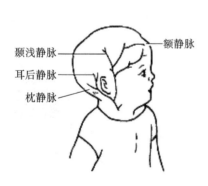

图 12-2　婴幼儿头皮静脉分布

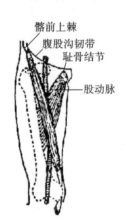

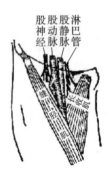

图 12-3　股静脉部位

二、注射前协助患者体位安置

1.四肢浅静脉注射　协助患者取卧位或坐位。

2.婴幼儿头皮静脉注射　患儿取仰卧位或俯卧位,必要时剃去注射部位头发。

3.股静脉注射　取仰卧位,下肢伸直略外展。必要时臀下垫沙袋以充分暴露注射局部,股静脉穿刺时,需用尿布覆盖患者会阴,以防排尿弄湿穿刺部位。

任务 12.2　静 脉 注 射

一、静脉注射的定义

静脉注射(Ⅳ)是自静脉注入药液的方法,包括四肢浅静脉注射、股静脉注射、患儿头皮静脉注射等。

二、静脉注射的目的

(1)注入药物,用于不宜口服,皮下或肌内注射,需要迅速发挥药效的药物,尤其是治疗急重症患者。

(2)诊断性检查,由静脉注入药物,如肝、肾、胆囊等 X 线摄片或 CT 造影。

(3)静脉营养治疗。

(4)输液、输血。

(5)股静脉注射主要用于急救时加压输液、输血或采集血标本。

三、评估患者状态

(1)患者的病情及用药情况。

(2)患者对所用药物和静脉注射是否了解,是否能够和愿意配合护士完成静脉注射操作。

(3)注射部位皮肤及皮下组织状况,静脉充盈度,血管的弹性,注射原则中规定不可在局部皮肤有损伤、炎症、硬结、瘢痕及患皮肤病处进针。

四、静脉注射的准备

1.用物准备

(1)治疗车上层:注射盘内备皮肤消毒液、无菌棉签、砂轮、弯盘、无菌治疗巾(无菌纱布)、已配制或抽吸好药液的注射器、注射卡、手消毒液。

(2)治疗车下层:生活垃圾桶、医用垃圾桶、锐器回收盒。

2.环境准备　整洁、安静、宽敞、明亮,必要时遮挡患者。

3.患者准备

(1)明确静脉注射的目的和注意事项,取舒适体位并暴露注射部位,配合操作。

(2)常用注射部位体位准备。

4.护士准备　着装整齐,修剪指甲,洗手,戴口罩。

五、操作流程

静脉注射操作流程见表 12-1。

表 12-1　静脉注射操作流程

操作流程		要点说明
核对医嘱	双人核对医嘱	—
评估	评估患者病情、意识状态、自理能力	—
	告知患者静脉注射的目的,评估患者静脉,选择粗、直、弹性好的静脉,避开静脉瓣	—
准备	护士准备:护士衣帽穿戴整齐,修剪指甲,洗手、戴口罩	—
	用物准备:根据医嘱准备注射液及其他用物	—
操作前	核对解释:携用物至患者床旁,做好解释工作	取得患者的配合
	保护隐私:注意保暖及保护患者隐私,用屏风或隔帘遮挡	—
	摆好体位:协助患者取适当体位	—
操作中	定位消毒: (1)将小垫枕置于患者手臂下; (2)在穿刺点上方6～8 cm处系止血带,嘱患者握拳; (3)常规消毒皮肤,待干	(1)按注射原则选择注射部位; (2)经常注射的患者要定期更换注射部位; (3)避开血管和神经
	查对、排气:再次查对,排尽空气	操作中核对
	进针:左手绷紧注射点皮肤;右手执笔式持注射器,与皮肤成90°角快速进针	—
	静脉穿刺:左手拇指绷紧静脉下端皮肤,右手持注射器,示指固定针栓,或拇指、示指、中指固定针柄,针尖斜面向上与皮肤成15°～30°角,自静脉上方或侧方刺入皮下,再沿静脉走向潜行刺入静脉(图12-4)	一旦出现血肿,立即拔出针头,按压局部,另选其他静脉重新穿刺
	推注药液:见回血后再顺静脉进针少许,松止血带并嘱患者松拳,固定针头,缓慢推注药液	—
	拔针按压:注射完毕以棉签轻压针刺处,快速拔针,按压片刻	—
操作后	再次核对:再次核对患者和药物信息,观察患者用药反应	操作后核对
	整理记录:整理床单位,协助患者取适当体位。处理用物,洗手,记录	—

六、静脉注射的注意事项

1. 合理选择静脉　选择粗、直、弹性好、易于固定的静脉,并避开关节和静脉瓣。长期静脉给药者,应由远心端到近心端选择血管,但对刺激性强、浓度高的药物应选较大的静脉进行注射。

2. 严格掌握注射速度　注射速度根据病情及药物性质而定,必要时使用微量注射泵严格控制注射速度;同时密切观察用药效果及不良反应。

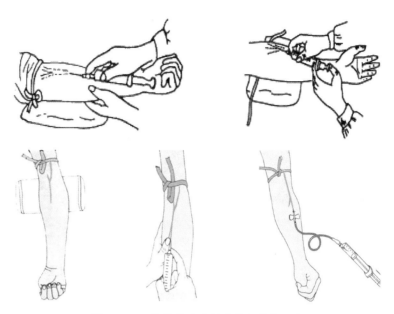

图 12-4　四肢浅静脉注射进针和推药手法

3. 正确使用对组织有强烈刺激的药物　注射对组织有强烈刺激的药物,应另备盛有生理盐水的注射器或头皮针,静脉穿刺固定后,先注入少量生理盐水,再次确认针头在血管后,再调换抽有药液的注射器进行注射,以防药液外溢而导致皮下组织的损伤及坏死。

4. 观察有无药液外溢　如注入药液时患者述疼痛或局部隆起,回抽无回血或回血不良,表明针头已滑出血管或穿透血管壁。应立即拔出针头,压迫止血后更换注射部位,另换针头重新注射。

5. 防止血肿发生　如压迫止血不当,时间不够,或反复穿刺可造成血肿;穿刺(尤其是股静脉穿刺)时,如抽出鲜红色血液,提示刺入动脉,应立即拔出针头,用无菌纱布紧压穿刺处 5～10 min,直至无出血为止。

任务 12.3　静脉穿刺失败的常见原因

静脉穿刺失败的常见原因如下。

1. 针尖斜面一半在血管外　可有回血,部分药液溢出至皮下,局部隆起并有痛感(图12-5)。

2. 针头刺入较深　针尖斜面一半穿破对侧血管壁,可有回血;部分药液溢出至深部组织,如只推注少量药液,局部不一定隆起,有痛感(图12-6)。

3. 针头脱出血管外　局部肿胀,针头刺入过浅未刺入血管内,或因静脉滑动,针头未刺入血管内,无回血(图12-7)。

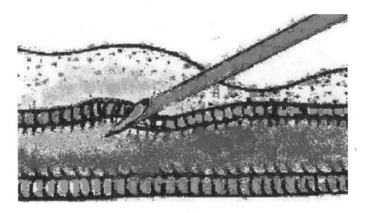

图 12-5　针尖斜面一半在血管外

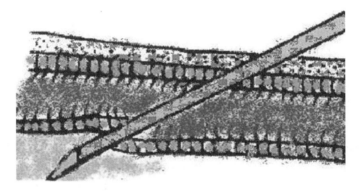

图 12-6　针头刺入过深

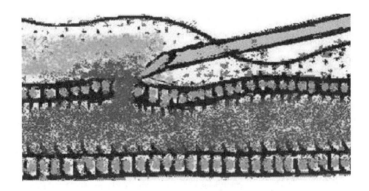

图 12-7　针头脱出血管外

> **单元学习指引**

  静脉输液技术是临床最常用的基础护理操作,也是医院治疗、抢救患者的重要手段。正常情况下,人体内水、电解质、酸碱度均保持在恒定的范围,以维持机体内环境的平衡状态,保证机体的正常生理功能。但在疾病和创伤时,易发生水、电解质及酸碱平衡紊乱。通过静脉输液,可以迅速有效地补充机体丧失的体液和电解质,增加血容量,改善微循环,维持内环境的稳定。静脉输注药物,还可达到治疗疾病的目的。因此,护士必须熟练掌握有关静脉输液的知识与技能,以保证患者的治疗和抢救安全有效。

  本单元课内学习时间为 12 学时。

> **引言**

  静脉输液技术是临床中用于纠正人体水、电解质和酸碱平衡失调、恢复内环境稳定的重要措施。熟练准确地运用静脉输液有关知识和技能,对治疗疾病和挽救生命有至关重要的作用。

> **定义**

  1. 静脉输液 静脉输液是利用大气压和液体静压原理将大量无菌溶液或药物直接输入静脉的治疗方法。

  2. 输液微粒污染 输液微粒污染是指在输液过程中输入液体中含有的非代谢性颗粒杂质,其直径一般为 $1\sim15\ \mu m$,少数可达 $50\sim300\ \mu m$,随液体进入人体对人体造成严重危害的过程。

> **学习目标**

(1)认识和分辨常见晶体溶液、胶体溶液、静脉高营养液。

(2)熟悉"静脉输液"操作流程。

(3)分析和处理常见输液故障。

(4)判断和护理出现输液反应的患者。

单元十三 PPT

 任务 13.1 **认识和分辨常见晶体溶液、胶体溶液、静脉高营养液**

  常用溶液及其作用见图 13-1 至图 13-3。

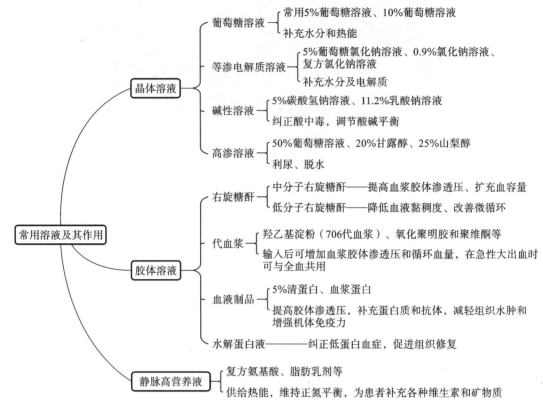

图 13-1　常用溶液及其作用

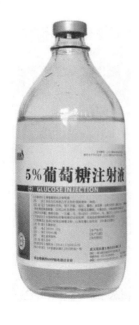

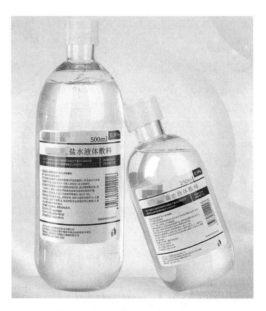

图 13-2　常见晶体溶液

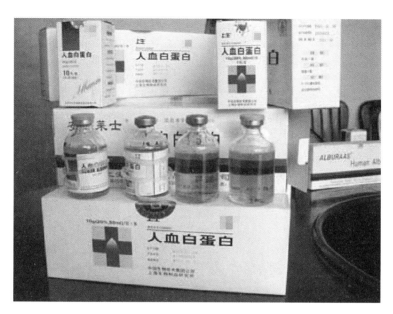

图 13-3 常见胶体溶液

任务 13.2 静脉输液操作流程

静脉输液分类见图 13-4。

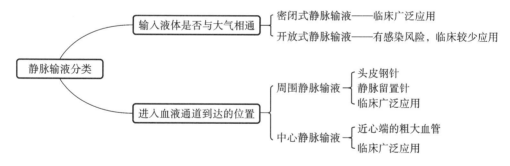

图 13-4 静脉输液分类

一、静脉输液概述

静脉输液是将少量无菌溶液或药物直接输入静脉的方法。对于静脉输液,护士的主要职责是遵医嘱建立静脉通道,监测输液过程以及输液完毕后的处理。同时,还要了解治疗目的、输入药物的种类和作用、预期效果、可能发生的不良反应及处理方法。静脉输液的原理是利用大气压和液体静压形成的输液系统内压高于人体静脉压将液体输入静脉内。

二、静脉输液的目的

(1)纠正水和电解质平衡失调,维持酸碱平衡。

（2）补充血容量，增加循环血量，维持血压。

（3）输入药物，治疗疾病。

（4）补充营养，供给热能，促进组织修复。

三、评估患者状态

（1）患者的年龄、病情、意识状态、营养状况、心理状态和配合程度。

（2）穿刺部位的皮肤、血管、肢体活动度。

四、静脉输液的准备

1.用物准备

（1）治疗车上层：注射盘内备皮肤常规消毒液、无菌棉签、输液器、输液贴（胶布）、输液瓶贴、止血带、一次性治疗巾、小垫枕、头皮钢针静脉套、启瓶器、砂轮、弯盘；液体及药物（遵医嘱输液血管穿刺备用）、输液执行单、输液卡、手消毒液。静脉留置针输液技术另备静脉留置针、透明敷贴、封管液。

（2）治疗车下层：生活垃圾桶、医用垃圾桶、锐器回收盒。

（3）其他：输液架，必要时备夹板及绷带输液泵。

2.环境准备　整洁、安静、宽敞、明亮，必要时遮挡患者。

3.患者准备

（1）明确静脉输液目的和注意事项，取舒适体位并暴露注射部位，配合操作。

（2）排空大小便，取舒适体位，穿刺皮肤清洁。

4.护士准备　着装整齐、修剪指甲、洗手、戴口罩。

五、操作流程

静脉输液操作流程见表13-1、图13-5至图13-10。

表 13-1　静脉输液操作流程

操作流程	操作方法
评估、告知	·自我介绍，核对医嘱、患者、腕带、床头床尾卡 ·告知输液，解释治疗目的，取得患者配合（询问输哪一侧手背） ·评估患者病情、药物对血管的影响、局部皮肤（无红肿、无硬结、无瘢痕）、血管情况（充盈、弹性好），询问药物过敏史 ·备好输液架，调好高度，一般为 $60\sim80$ cm ·询问是否需要上厕所等

续表

操作流程	操作方法
准备用物	· 护士:着装整洁、洗手、戴口罩 · 环境:清洁、宽敞、湿式清洁操作台面 · 用物准备:治疗盘、输液器、药液(按医嘱准备的已配好的药液)、安尔碘、棉签、弯盘、止血带、治疗巾、输液贴、头皮针、留置针、留置针贴、输液执行单、笔、快速手消毒液 · 检查用物:检查棉签(开包时需注明开包日期及时间)、安尔碘、输液器、输液贴、头皮针有效期、贴瓶贴,按医嘱加入所需药物 · 查对:执行单和药物(核对瓶贴上的信息和执行单信息是否一致) · 常规消毒瓶口,插入输液器(输液器关闭开关),将输液器外包装套在输液瓶上面
第一次查对 (操作前) 挂瓶排气	· 推车到床旁,再次作自我介绍,查对患者、床头床尾卡 · 查对液体,挂上输液瓶 · 打开调节器排气到头皮针连接处(不能浪费药液) · 关闭调节器,将软管挂于分叉处 如为留置针:取出静脉留置针,将小部分头皮钢针头插入留置针的静脉帽内,当液体注满静脉帽后,将全部头皮钢针头插入静脉帽内,排尽留置针气体后关闭调节器,妥善放置
选择静脉	· 放下床挡,协助患者取舒适体位 · 一看二扎三摸:初步选择静脉,在穿刺部位肢体下放置治疗巾,扎止血带,以手指探明所选静脉的走向和深浅,松开止血带,嘱患者松拳 如为留置针:扎止血带,选择粗、直、弹性好的静脉,常规消毒皮肤,待干,必要时戴无菌手套
消毒皮肤	· 再次洗手 · 常规消毒皮肤(直径≥5 cm),留置针消毒范围 8 cm×10 cm,待干 · 于穿刺部位上端8~10 cm处再次扎止血带(注意不要跨越无菌区),嘱患者握拳使局部血管充盈 · 撕开胶贴包并取出输液贴,置于治疗巾上备用
第二次查对 (操作中) 查对进针	· 再次查对患者信息及液体 · 第二次排气,检查无气泡后,关闭调节器,取下护针帽 · 左手绷紧穿刺部位下端皮肤,右手持头皮针针柄,针头斜面朝上与皮肤成15°~30°角,穿刺见回血后将针头放平再前行少许 如为留置针:留置针再次排气,取下护针帽,旋转针芯,调整针头斜面向上 · 进针:左手绷紧皮肤,右手持留置针针翼,保持针尖斜面向上,针梗与血管方向一致,从血管正上方,使针头与皮肤成 15°~30°角进针,见回血后降低角度(15°)沿静脉进入0.2 cm左右 · 退针芯:左手持"Y"接口,右手先退出针芯少许,将外套管沿血管方向送的同时退针芯,左手固定两翼,右手迅速将针芯抽出,放入锐器回收盒

续表

操作流程	操作方法
三松一看	·一手固定输液针柄,一手松止血带,松调节器,嘱患者松拳 ·看液体滴入是否流畅
固定取巾	·滴入流畅后用输液贴膜固定针头,一条贴膜固定针翼,一条带棉片的贴膜固定穿刺处,一条贴膜将头皮针胶管S型固定,必要时用胶带加固,做到牢固、美观 ·取出治疗巾及止血带,放入治疗车下层 　如为留置针:松止血带,嘱患者松拳,松调节器,用无菌透明敷贴(也可用输液贴)固定留置针,再用胶布固定留置针三接口、头皮钢针管及针柄,调节合适滴速(同头皮钢针静脉输液技术)
第三次查对 (操作后) 调节滴速	·根据医嘱、患者病情、年龄、输注药物等调节适当的滴速 ·再次查对患者信息及液体 ·在输液执行单上签名,标明时间 　如为留置针:输液完毕,再次核对,关闭调节器,拔出头皮钢针,常规消毒静脉帽,用抽有封管液的注射器刺入静脉帽内,进行封管
整理记录	·整理床单位,拉起床挡,交代注意事项 ·询问患者感受及需求,指导呼叫器的使用,致谢 ·观察液体滴入是否流畅 ·按规范处理用物 ·洗手 ·记录

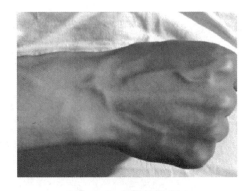

图 13-5　静脉的选择

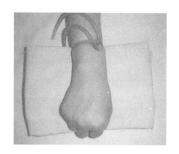
图 13-6　扎止血带

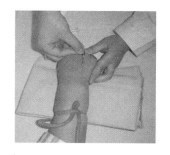
图 13-7　静脉穿刺

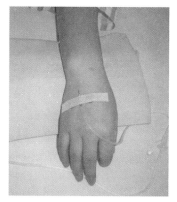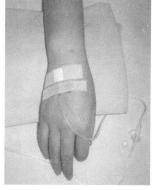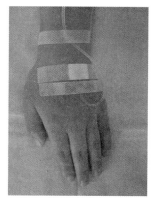
图 13-8　针头固定

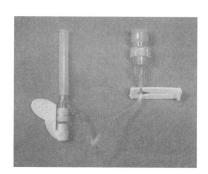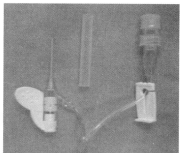

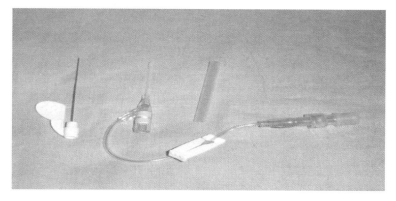
图 13-9　静脉留置针

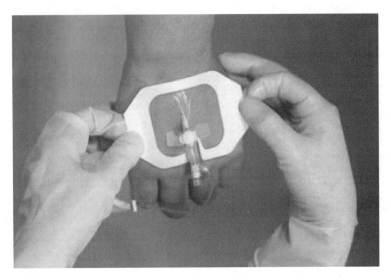

图 13-10　静脉留置针固定

六、输液操作注意事项

1. 严格无菌及查对　操作中严格执行无菌技术操作原则和查对制度,防止差错事故发生。

2. 合理安排输液顺序　根据患者病情、用药原则和药物性质,合理安排输液顺序。

3. 合理使用静脉　对需长期输液的患者,要合理使用静脉,一般从远端小静脉开始。连续输液者应 24 h 更换输液器一次。

4. 正确添加药液　按医嘱添加药液时,注意控制分液袋上方调节器,保证剂量准确;加药时,注意不要污染插瓶针及分液袋加药管口,并混匀药液。

5. 加强巡视　输液过程中加强巡视,认真倾听患者主诉,观察患者的全身及局部反应。如输液部位有无肿胀,针头有无脱出,连接部位是否紧密,输液管内有无空气,滴注是否流畅,瓶内剩余液量等,一旦发现留置针管内有回血,应立即用肝素液冲洗,避免管腔被堵塞。

6. 保护静脉　长期输液的患者,要有计划地从远心端小静脉开始穿刺,合理使用和保护静脉。

7. 防止空气栓塞　输液前必须排尽输液管及头皮钢针内的气体,输液中要及时更换药液,加压输液时要有护士看守,输液完毕要及时拔针。

8. 避免检查　严禁在输液的肢体侧进行抽血化验和测量血压。

9. 留置针输液　每次输液完毕后均应注入一定量的封管液,做到正压封管,防止发生血液凝固,堵塞输液管。周围静脉留置针保留时间为 72～96 h。

任务 13.3　分析和处理常见输液故障

一、溶液不滴

(1)针尖斜面滑出血管外,液体注入皮下组织,穿刺部位肿胀、疼痛。应更换针头、另选静脉重新穿刺。

(2)针尖斜面紧贴血管壁时液体不滴或滴速很慢,挤压输液管有回血。适当调整针头及肢体位置。

(3)针头堵塞是指挤压输液管有阻力感,无回血。应更换针头,另选静脉重新穿刺。

(4)压力过低是由于各种原因造成输液系统内压力低于人体静脉压所致,如患者周围循环不良、肢体抬举过高,或者输液瓶位置较低等。适当抬高输液瓶,加大压力,或降低肢体位置。

(5)静脉痉挛常由于穿刺肢体在冷环境中暴露的时间过长,或者输入液体温度过低所致。局部热敷可缓解。

二、茂菲氏滴管内液面过高

(1)茂菲氏滴管有侧孔时,夹闭滴管上端输液管,打开侧孔待茂菲氏滴管内液面下降至所需高度时,关闭侧孔,松开茂菲氏滴管上端输液管。

(2)茂菲氏滴管无侧孔时,倾斜输液瓶,使插瓶针尖斜面露出液面,瓶内空气进入输液管内,随着液体缓缓流下,茂菲氏滴管内见到液面后即可将输液瓶重新挂好(图13-11)。

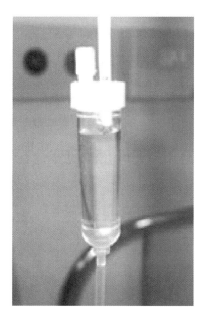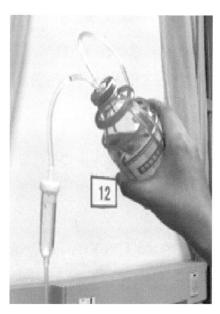

图 13-11 茂菲氏滴管内液面过高

三、茂菲氏滴管内液面过低

(1)茂菲氏滴管有侧孔时,夹闭茂菲氏滴管下端输液管(在液面以下的位置),打开侧孔,待茂菲氏滴管内液面升至所需高度时,关闭侧孔,松开茂菲氏滴管下端输液管,排尽下端输液管内气体即可。

(2)茂菲氏滴管无侧孔时,夹闭茂菲氏滴管下端输液管(在液面以下的位置),挤压茂菲氏滴管,迫使液体下流滴管内至所需高度时,停止挤压,松开下端输液管,排尽下端输液管内气体即可(图13-12)。

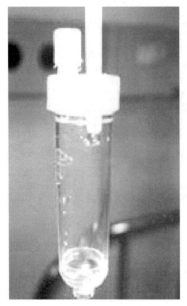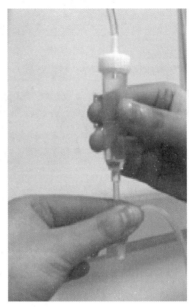

图 13-12　茂菲氏滴管内液面过低

四、茂菲氏滴管内液面自行下降

在输液过程中,如果出现茂菲氏滴管内液面自行下降,应检查滴管上端输液管和滴管有无漏气和裂隙,必要时予以更换。

任务 13.4　判断和护理出现输液反应的患者

一、输液反应概述

输液反应是指临床采用输液疗法治疗疾病的各种非治疗预期的反应,为医源性不良反应。由于输液反应所指的临床反应症状较多,导致输液反应的因素也较多,而这些因素与不同药品、患者个体差异、输液操作等相关,变异性较大。因此,输液反应无可预见的规律性。认识输液反应,是为了正确预防和处置输液反应。

二、输液反应的原因、临床表现、预防和处理

(一)发热反应

1.原因　发热反应是输液过程中最常见的一种反应。由于输入致热物质引起,常因输液器具灭菌不彻底或被污染;输入的溶液制剂不纯或保存不良,未严格遵守无菌技术操作等所致。

2.临床表现　发冷、寒战和发热。轻者体温 38 ℃,停止输液后体温可自行恢复正常。严重者继寒战后,体温可高达 41 ℃,并伴有恶心、呕吐、头痛、脉速等全身不适症状。

3.预防　严格执行无菌技术操作及查对制度,操作前认真检查药液质量和输液器具的

包装、灭菌日期、有效期等。

4.处理

(1)减慢输液速度或停止输液,立即通知医生。

(2)密切观察病情及患者生命体征的变化。

(3)出现寒战时应保暖,高热时行物理降温,按医嘱给予抗过敏药物或激素类药物。

(4)保留余液和输液器,以便进行检测,查找原因。

(二)循环负荷过重(急性肺水肿)

1.原因　在短时间内患者输入液体量过多、速度过快,致循环血量剧增,心脏负荷过重。

2.临床表现　输液过程中患者突然出现呼吸困难、胸闷、气促、咳嗽,咳出粉红色泡沫样痰,严重时痰液可从口、鼻涌出,听诊双肺可闻及湿啰音,心率快且心律不齐。

3.预防　在输液过程中,正确执行医嘱,根据患者病情严格控制输液速度和输液量,对心肺功能不良者、老人、儿童更应谨慎,并密切观察。

4.处理

(1)有上述表现者立即停止输液,同时通知医生,进行紧急处理。

(2)减轻心脏负荷:患者取端坐位,双腿下垂,以减少静脉回流。必要时用止血带或血压计袖带适当加压,进行四肢轮扎,以阻断静脉回流,但仍保持动脉血流通畅。每5~10 min 轮流放松一侧肢体上的止血带,待症状缓解后,方可逐渐解除止血带。

(3)改善缺氧状况:高流量给氧,一般氧流量为6~8 L/min。以增加肺内压力,减少肺泡内毛细血管渗出液的产生;同时氧气经过20%~30%的乙醇(置于湿化瓶内)湿化吸入,能降低肺泡内泡沫的表面张力,促使泡沫破裂消散,进而改善肺部气体交换,缓解缺氧状况。

(4)遵医嘱给予镇静剂、强心剂、利尿剂和扩血管等药物。

(5)给予患者心理支持,缓解其紧张情绪,促使患者积极配合治疗、护理。

(三)静脉炎

1.原因

(1)长期输注高浓度和刺激性较强的药液。

(2)刺激性较大的塑料管在静脉内放置时间过长。

(3)静脉输液时未严格执行无菌技术操作。

2.临床表现　沿静脉走向出现条索状红线,局部组织出现红、肿、热、痛,可伴有畏寒、发热等全身症状(图13-13)。

3.预防　严格执行无菌技术操作,防止感染;对血管壁刺激性较强的药物应充分稀释后再使用,防止药液渗出血管外,且输液速度宜慢;注意保护静脉,要有计划地选择使用。

4.处理

(1)立即停止在炎症局部的输液,抬高患肢并制动。

(2)用50%硫酸镁或95%乙醇局部湿热敷。

(3)超短波理疗或红花甘草散等中药外敷。

(4)对合并感染者,按医嘱给予抗生素治疗。

(四)空气栓塞

1.原因

(1)静脉输液时输液管内空气未排尽,输液装置有裂隙或衔接不紧。

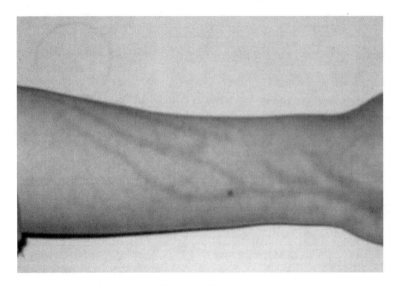

图 13-13　静脉炎

（2）加压输液、输血时无专人守护。

（3）对需连续输液的患者未及时添加液体，且添加液体后未及时将输液管中气体排尽。进入静脉的空气，随着血液循环进入右心房、右心室。如空气量小，随血流进入肺动脉，再分散到肺小动脉内，最终经毛细血管吸收，则损害较小。如进入的空气量大，空气栓子在右心室内堵塞肺动脉入口，使血液不能进入肺内，可造成机体严重缺氧，甚至立即死亡（图13-14）。

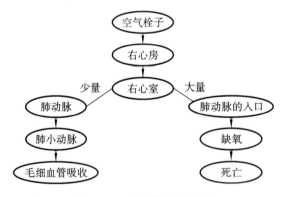

图 13-14　空气栓塞示意图

2.临床表现　患者突然感到异常、不适或胸骨后疼痛，呼吸困难，严重发绀，伴濒死感。心前区听诊可闻及响亮、持续的"水泡声"。

3.预防　输液前认真检查输液器质量及其各部件是否衔接紧密，排尽输液管内气体；输液过程中应加强巡视，及时添加药液；加压输液、输血时必须有专人守护。

4.处理

（1）安置体位：有上述表现时，立即置患者于左侧头低足高卧位。迫使气泡向上浮移至右心室，避开肺动脉入口。随着心脏的搏动，气体被混成泡沫，分次少量进入肺动脉内被逐渐吸收。

（2）氧气吸入：高流量氧气吸入（10 L/min），以提高患者血氧浓度，纠正缺氧状态。

（3）病情观察：加强病情观察，及时对症处理（图 13-15）。

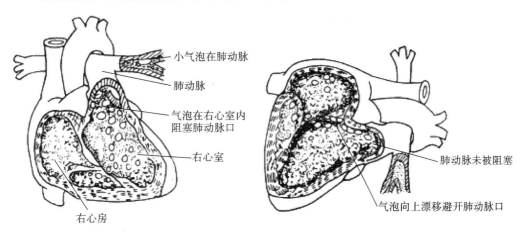

图 13-15　空气栓塞急救体位原理

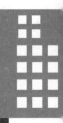

单元十四
静脉输血技术

➢ 单元学习指引

静脉输血技术是临床常用的基础护理操作,也是医院治疗、抢救患者的重要手段。静脉输血是将献血者的血液输给患者特别是发生严重出血的患者以达到缓解患者症状,保证其机体各组织器官血液供应的治疗目的,提高供患者输注的血液和血液制品的质量和安全性。本单元需要学习辨别常见血液制品种类和适应证,熟练做好输血前准备工作,为患者安全及时地输入血液制品,在输血后及时有效地预防常见输血反应,在输血反应发生时辨别输血反应的类型并做好抢救工作,挽救患者的生命。

本单元课内学习时间为 8 学时。

➢ 引言

如果一个人一次失血量超过血总量的 30%(1200 mL)以上,就会严重影响人的生命活动,甚至危及生命,此时,护士必须通过给患者输血进行抢救,护士要为患者安全输血并做好输血之后的观察与护理。

➢ 定义

静脉输血 静脉输血是将血液或血液制品通过静脉输入患者体内的方法。

➢ 学习目标

(1)认识分辨常见血液制品。

(2)完成输血前的准备工作。

(3)熟练操作密闭式静脉输血。

(4)判断并护理出现输血反应的患者。

单元十四 **PPT**

任务 14.1 认识分辨常见血液制品

一、常用血液制品和其作用

常用血液制品和其作用见图 14-1。

二、血液及血液制品种类

(一)全血

全血指采集的血液未经任何加工而保存的血液。全血可分为新鲜血和库存血两类。

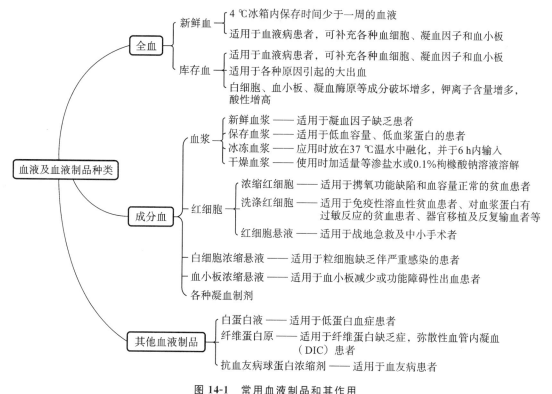

图 14-1 常用血液制品和其作用

1. 新鲜血 新鲜血指在 4 ℃冰箱内保存时间少于一周的血液。它基本保留了血液的所有成分,适用于血液病患者,可补充各种血细胞、凝血因子和血小板。

2. 库存血 库存血指在 4 ℃冰箱内保存 2~3 周的血液。库存血保留了血液中的血细胞与血浆蛋白,主要适用于各种原因引起的大出血。随着保存时间的延长,血液中白细胞、血小板、凝血酶原等成分破坏增多,钾离子含量增多,酸性增高,故大量输注时,要防止高血钾和酸中毒。

(二)成分血

成分血是将血液中各种细胞成分用科学的方法加以分离、提纯,加工成高浓度、高纯度的血液制品,根据患者治疗需要,有针对性地输入。其优点为一血多用,节约血源,针对性强,治疗效果好,不良反应少。

1. 血浆 血浆为全血分离后所得的液体部分。其主要成分为血浆蛋白,不含血细胞,无凝集原,因此不出现凝集反应,不必化验血型,保存期较长。可用于补充蛋白质、凝血因子和血容量。常用的血浆可分为以下几种。

(1)新鲜血浆:在采血后立即分离,除红细胞外,含全部凝血因子,适用于凝血因子缺乏者。

(2)保存血浆:除血浆蛋白外,其他成分逐渐被破坏,常可保存 6 个月,适用于低血容量、低血浆蛋白的患者。

(3)冰冻血浆:普通血浆在－30 ℃低温环境下保存,有效期 1 年,应用时放在 37 ℃温水中融化,并于 6 h 内输入。

(4)干燥血浆:将冰冻血浆放在真空装置中干燥而成,保存时间为 5 年,使用时加适量等渗盐水或 0.1‰枸橼酸钠溶液溶解。

2. 红细胞

(1)浓缩红细胞:新鲜全血经离心或沉淀去除血浆后剩余的部分可直接输入也可加等渗盐水加工成红细胞悬液后备用,用于携氧功能缺陷和血容量正常的贫血患者。

(2)洗涤红细胞:红细胞经生理盐水溶液洗涤数次后,再加入适量生理盐水而制成。因含抗体物质少,适用于免疫性溶血性贫血患者、对血浆蛋白有过敏反应的贫血患者、器官移植及反复输血者等。应在 6 h 内输完,2~6 ℃环境下保存时间为 24 h。

(3)红细胞悬液:提取血浆后的红细胞加入等量红细胞保存液而制成,适用于战地急救及中小手术者。

3. 白细胞浓缩悬液　白细胞浓缩悬液指新鲜全血经离心后取其白膜层的白细胞,于 4 ℃环境下保存 48 h 内有效,适用于粒细胞缺乏伴严重感染的患者。

4. 血小板浓缩悬液　经全血离心所得,22 ℃环境下保存 24 h 内有效,适用于血小板减少或功能障碍性出血患者。

5. 各种凝血制剂　如凝血酶原复合物等,适用于各种凝血因子缺乏的出血性疾病。

(三)其他血液制品

1. 白蛋白液　从血浆提纯而来,能提高血浆蛋白含量和胶体渗透压,适用于低蛋白血症患者。

2. 纤维蛋白原　适用于纤维蛋白缺乏症、弥散性血管内凝血(DIC)患者。

3. 抗血友病球蛋白浓缩剂　适用于血友病患者。

任务 14.2　完成输血前的准备工作

一、静脉输血定义

静脉输血是将全血或成分血如血浆、红细胞、白细胞或血小板等通过静脉输入患者体内的方法。

二、静脉输血的目的

(1)补充血容量,提高血压,促进循环。

(2)补充血红蛋白,促进携氧功能,纠正贫血。

(3)输入各种凝血因子和血小板,预防和控制出血。

(4)补充血浆蛋白,维持胶体渗透压,以减轻组织渗出和水肿。

(5)补充抗体,增加机体抵抗力。

三、静脉输血的原则

(1)输血前必须做血型鉴定及交叉配血试验。

(2)提倡成分输血:成分血不仅可以一血多用,节约血源,而且副作用小,便于保存和运输,是医院目前最常用的输血方法。

（3）同型血输血：无论输全血还是成分血，均需输同型血。但在紧急情况下，如无同型血，可选用 O 型血，但一次只能输入少量血，全血最多不要超过 400 mL，红细胞制品控制在 2 个单位为宜，且输入速度要缓慢。

四、输血前的准备工作

输血前的准备工作见图 14-2。

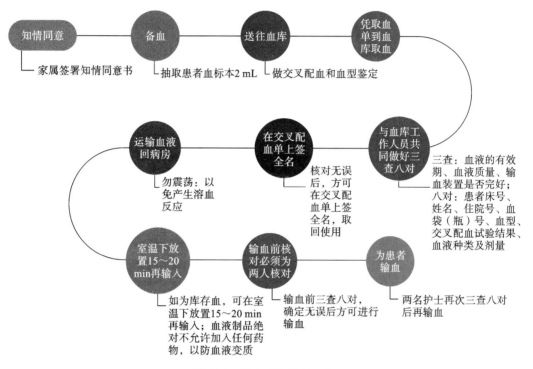

图 14-2　输血前的准备工作

1. 知情同意　对需输血治疗的患者，应向患者及其家属说明输血的目的及不良反应。同意输血者填写"输血治疗同意书"，签字后方可实施输血治疗。

2. 备血　根据医嘱抽取患者血标本 2 mL，与填写完整的输血申请单和配血单一并送往血库进行血型鉴定和交叉配血试验。采血时，禁忌同时采集两个患者的血标本，以防发生混淆。

3. 取血　根据输血医嘱，凭取血单到血库取血，并与血库工作人员共同做好三查八对。三查即查血液有效期、血液质量和输血装置是否完好。正常血液分为两层，上层为血浆呈浅黄色半透明，下层为红细胞呈暗红色，两者界限清楚，血液无变色、无浑浊、无凝块、无气泡或其他异物。确认血液在有效期内，血袋完整无破漏。八对即核对患者床号、姓名、住院号、血袋（瓶）号、血型、交叉配血试验结果、血液种类及剂量。核对无误后，方可在交叉配血单上签名，取回使用。

4. 取血后　血液取出后勿剧烈震荡，以免红细胞大量破坏而引起溶血反应；血液切勿加热，以免血浆蛋白凝固变性而引发输血反应；如为库存血，可在室温下放置 15～20 min 再输入；血液制品绝对不允许加入任何药物，以防血液变质。

5. 输血前　必须两人核对，确定无误后方可进行输血。

任务 14.3　密闭式静脉输血技术

一、输血前评估

1. 核对　核对输血卡,两人核对患者姓名、床号、住院号、血袋号、血型、交叉配血试验结果、血液种类和血量。

2. 评估　评估患者病情、生命体征、意识状态、心肺功能、肝肾功能及目前的治疗情况等;评估患者血型、输血史、过敏史及是否发生输血反应等;穿刺部位皮肤的完整性、有无瘢痕、破损、发红、硬结、皮疹等情况;静脉位置、充盈程度、弹性等血管情况。

二、输血前准备

1. 护士准备　着装整洁、符合要求,修剪指甲、洗手、戴口罩。

2. 用物准备　同密闭式周围静脉输液技术,将一次性输液器换为一次性静脉输血器(滴管内有滤网,可滤过较大的细胞碎屑和纤维蛋白等微粒,但可使血细胞、血小板、凝血因子等顺利通过;输血器穿刺针头为 9 号针头,避免血细胞通过时受挤压而变形破坏),另备生理盐水、血袋、无菌手套等。

三、操作流程

静脉输血操作流程见表 14-1。

表 14-1　静脉输血操作流程

操作流程	操作步骤	要点说明
核对	两名护士进行三查八对,核对无误后,两名护士分别签名	—
建立静脉通道	按密闭式周围静脉输液技术建立静脉通道,输入少量生理盐水	—
摇匀血液	以手腕旋转动作轻轻摇匀血袋内的血液	避免剧烈震荡,以防发生溶血反应
连接血袋	戴手套,打开血袋封口,常规消毒开口处塑料管,将输血器针头从生理盐水瓶上拔出后插入血袋开口处的塑料管内,缓慢将血袋挂在输液架上	戴手套以保障护士自身的安全
核对调速	三查八对后调节输血速度,开始缓慢输入,每分钟滴速应小于 20 滴,观察 10～15 min,如无不良反应,根据患者的年龄、病情调节滴速	1. 溶血反应常发生于输血后的 10～15 min,所以开始输入时速度要慢 2. 一般成人每分钟 40～60 滴,儿童略减,年老体弱、严重贫血、心肺功能不良者速度宜慢

续表

操作流程	操作步骤	要点说明
整理记录	1.协助患者取舒适卧位 2.整理床单位及用物,将呼叫器放在患者易取处 3.护士脱手套,卫生手消毒,记录,并告知输血注意事项	在输血记录单上记录输血开始的时间、滴速、患者的全身和局部状况,并签全名
巡视观察	输血过程中,严密巡视,倾听患者主诉,观察有无不良反应发生	严密观察有无输血反应,以便及时处理
续血处理	如需输入两袋及以上的血液,应在上一袋血液即将滴尽时,输入少量生理盐水后,将输血器冲净后再继续输血	无菌生理盐水冲管能避免两袋血之间发生不良反应
冲管拔针	确认输血完毕后,在血液即将输完时,更换无菌生理盐水冲管,血液全部输入体内后拔针,嘱患者按压片刻,至无出血	1.生理盐水冲管可确保输血器内的血液全部输入患者体内,保证输血量精准 2.输血器针头较粗,按压时间应适度延长
整理记录	协助患者取舒适卧位,整理床单位及用物,洗手,记录	将输血器针头剪入锐器盒内,输血器放入医用垃圾袋中集中处理

四、注意事项

(1)根据输血申请单采集血液标本时,必须做到一人一次一管,逐次采集,禁止同时采集两个人的血液,以免发生混淆。

(2)自血库取出的血液应在 30 min 内输入,并在规定的时间内(一般 4 h 内)输完,若不能立即输入,应及时送血库代为保存。

(3)严格执行无菌技术操作原则及查对制度,输血前必须经两人认真核对,准确无误后方可输入。

(4)输入库存血必须认真检查血液质量和血液保存时间。正常库存血分上、下两层,界限清晰,上层是淡黄色的半透明状血浆,下层是色泽均匀的暗红色血细胞,无血凝块。如果血袋标签模糊不清,血袋破损漏血;血液上、下分层不清晰,血浆呈暗灰色,且有明显的气泡、絮状物或粗大颗粒,血细胞呈现暗紫色,且有明显血凝块,或者血液制品已超过有效期等,均不能使用。

(5)如果全血和成分血同时输入,根据保存时间的长短,应先输成分血(尤其是血小板浓缩悬液),其次是新鲜血,最后是库存血,以保证成分血新鲜输入;成分血除红细胞外须在 24 h 内输完,如果一次输入多个供血者的成分血,在输血前应根据医嘱给予抗过敏药物,以减少过敏反应的发生。

（6）输血时，血液中不可随意加入其他药物，如钙剂、酸性或碱性药物、低渗或高渗药物等，以防发生凝血或溶血。输血前、后及两袋血之间都应输入少量生理盐水，以避免不良反应的发生。

（7）输血过程中应加强巡视，特别是输血开始后 10～15 min，耐心听取患者主诉，密切观察有无不良反应。若发生输血反应，应立即配合医生给予相应处理，保留剩余血液以备送检，查找原因。

（8）加压输血时必须有专人守护，避免发生空气栓塞。

（9）输完的血袋放回冰箱内保留 24 h，以备患者发生输血反应时检查分析原因。

任务 14.4　常见输血反应的处理

一、发热反应

1. 原因

（1）血液、血袋和输血器等被致热原污染。

（2）输血时未严格遵守无菌技术操作原则，导致污染。

（3）多次输血后，受血者体内产生抗体，当再次输血时发生免疫反应而发热。

2. 临床表现

（1）常发生在输血中或输血后 1～2 h。

（2）患者出现畏寒、寒战、发热，体温可达 38～41 ℃，并伴有恶心、呕吐、头痛、皮肤潮红、肌肉酸痛、脉速等全身症状。

（3）一般血压无下降。发热持续时间不等，轻者持续 1～2 h 可缓解。

3. 预防
严格灭菌采血、消毒输血用具，严格管理保存液，去除致热原，严格执行无菌技术操作。

4. 处理

（1）反应轻者，减慢滴速，加强观察。

（2）严重者立即停止输血，告知医生，畏寒、寒战者保暖，高热者物理降温；必要时遵医嘱给予解热镇痛药和抗过敏药；密切观察患者生命体征。

（3）将输血器、剩余血与血袋一并送检。

二、过敏反应

1. 原因

（1）患者为过敏体质，输入血液中的异体蛋白与机体内的组织细胞结合，形成全抗原而致。

（2）输入血液中含致敏物质，如供血者在采血前服用可致敏的食物和药物。

（3）多次输血后机体产生过敏性抗体，当再次输血时，抗原、抗体相互作用而导致过敏反应的发生。

2. 临床表现

(1)患者可有皮肤瘙痒、局部或全身出现荨麻疹,颜面部出现轻度的血管神经性水肿。

(2)严重者可发生喉头水肿、支气管痉挛,两肺闻及哮鸣音,甚至出现过敏性休克。

3. 预防

(1)严格管理血液和血液制品,保证血液制品质量。

(2)勿选用有过敏史的供血者。

(3)供血者在采血前4 h内不宜食用高蛋白和高脂肪食物,可饮糖水或清淡饮食,以免血中含有致敏原。

(4)若患者有过敏史,则应在输血前遵医嘱给予抗过敏药物。

4. 处理

(1)反应轻者减慢输血速度,重者立即停止输血,通知医生。

(2)呼吸困难者及时氧气吸入。

(3)喉头水肿伴严重呼吸困难者可行气管插管或气管切开。

(4)皮肤瘙痒者,及时给予抗过敏药物,如地塞米松、苯海拉明、异丙嗪等。

(5)若出现过敏性休克,则遵医嘱立即皮下注射0.1%的盐酸肾上腺素0.5～1.0 mL,按过敏性休克处理。

(6)严密观察、记录病情及观察患者生命体征变化。

三、溶血反应

溶血反应是受血者或供血者血细胞发生异常破坏或溶解而引起的一系列临床症状,是最严重的输血反应。

1. 原因

(1)输入异型血:供血者与受血者血型不符而造成血管内溶血,反应迅速,输入10～15 mL血液即出现症状,后果严重。

(2)输入变质血:输血前红细胞已溶解破坏,如血液储存过久、温度过高、被剧烈震荡或被细菌污染,高渗或低渗溶液,影响pH的药物等加入血液内,均可导致红细胞破坏溶解。

(3)Rh因子所致:溶血Rh阴性者首次输入Rh阳性血时不发生溶血反应,但输入2～3周后体内即产生抗Rh阳性抗体。若再次输入Rh阳性血液,则可发生溶血反应。Rh因子不合所引起的溶血反应发生较慢,可在输血后几天或几周发生,并且症状较轻,较少见。

2. 临床表现　在输入10～15 mL血液时即出现临床症状,通常分为三个阶段。

(1)第一阶段:由于患者血清中的凝集素与输入血中红细胞表面的凝集原发生凝集反应,导致红细胞凝集成团,阻塞部分小血管而出现组织缺血缺氧。患者出现头部胀痛、面部潮红、恶心、呕吐、心前区压迫感、四肢麻木、腰背部剧痛等反应。

(2)第二阶段:凝集的红细胞发生溶解,大量血红蛋白释放入血浆。患者出现黄疸和血红蛋白尿,伴有寒战、高热、呼吸困难和血压下降等休克症状。

(3)第三阶段:大量血红蛋白由血浆进入肾小管,遇酸性物质形成结晶,阻塞肾小管,以及抗原和抗体的相互作用引起肾小管内皮缺血、缺氧、坏死脱落,进一步加重了肾小管的阻塞。患者出现管型尿和蛋白尿、少尿或无尿、高钾血症、酸中毒等急性肾衰竭症状,重者因尿毒症而死亡。

3. 预防

(1)确保血型鉴定和交叉配血试验结果正确无误。

(2)严格执行查对制度和操作规程。

(3)严格执行血液采集及保存制度,防止血液变质。

4. 处理

(1)立即停止输血,报告医生、护士长与科主任。

(2)更换输血器,输注无菌生理盐水溶液,立即吸入氧气。

(3)采集患者静脉血与血袋剩余血一并送检。

(4)碱化尿液,静脉滴注碳酸氢钠溶液。促进血红蛋白结晶溶解,防止肾小管阻塞。

(5)保护肾功能,双侧腰部封闭并热敷,以达到解除肾血管痉挛、保护肾脏的目的。严密观察患者生命体征及尿量的变化,对少尿、无尿者,遵医嘱按急性肾衰竭处理;有休克症状者按抗休克处理。

(6)心理护理,关心、安慰患者,消除其紧张、恐惧心理。

四、与大量输血有关的反应

大量输血指在24 h内输血量大于或等于患者总血容量。常见的有循环负荷过重反应、出血倾向、枸橼酸钠中毒反应等。

1. 循环负荷过重反应　其发生原因、临床症状及护理同静脉输液反应。

2. 出血倾向

(1)原因:长期反复输血或短时间内大量快速输血超过了患者原血液总量时,库存血中血小板、凝血因子已基本破坏,使凝血功能障碍,导致出血。

(2)临床表现:患者皮肤、黏膜出现出血点,穿刺部位大块淤血,或手术切口渗血、伤口渗血,牙龈出血等。

(3)护理:①密切观察患者有无出血倾向,观察其意识、血压、脉搏等变化,观察皮肤黏膜或手术伤口有无渗血等。②大量输血时,根据医嘱间隔输入新鲜血液或血小板悬液,每输入3~5个单位库存血,输注1个单位新鲜血,以补充血小板与凝血因子,以免出血。

3. 枸橼酸钠中毒反应

(1)原因:大量输血导致大量的枸橼酸钠进入体内,若患者肝功能不全,枸橼酸钠未完全氧化与排出,并与血中游离钙结合使血钙下降,导致凝血功能障碍、毛细血管张力降低、血管收缩不良以及心肌收缩无力等。

(2)临床表现:血压下降、手足抽搐、出血倾向、心率缓慢、心室颤动,甚至发生心搏骤停。

五、其他反应

如空气栓塞、微血管栓塞、细菌污染反应等,远期还可有输血传染的疾病,如病毒性肝炎、艾滋病、疟疾、梅毒等。严格把握采血、储血与输血各环节,严格执行无菌技术操作及查对制度,确保患者安全输血,是预防上述输血反应的关键。

单元十五
静脉采血技术

> **单元学习指引**

本单元学习静脉采血的原则,血液标本的分类和静脉采血技术操作流程、注意事项,操作中与患者的沟通交流及操作完成后对患者及其家属的健康教育等内容。

本单元课内学习时间为 8 学时。

> **引言**

标本采集是指采集人体小部分的血液、体液、排泄物、分泌物及组织等。标本检验结果可反映机体的正常生理功能和病理变化,对观察病情、确定诊断、制订防治措施等起着重要作用。同时为护士正确评估患者健康状况及制订护理计划提供客观依据。标本采集的时间、方法与检验结果的准确性密切相关。血液检验是判断机体各种功能及异常变化的重要指标之一,是临床最常用、最重要的检验项目。因此,护士必须掌握正确的静脉采血技术,以便取得准确的检验结果。

> **定义**

1.血培养 血培养是从患者体内采血,并将其转入含有培养基的瓶中,以此来确定导致患者患病的微生物是否已经侵入患者的血液的一种实验室检查。

2.血常规检查 血常规检查指通过观察血细胞的数量变化及形态分布,从而判断血液状况及疾病的检查。包括红细胞计数、血红蛋白、血细胞比容、白细胞计数、白细胞分类计数以及血小板计数等。

> **学习目标**

熟练操作静脉采血技术。

单元十五 PPT

任务 15 静脉采血技术

一、标本采集的原则

1.按医嘱采集标本 由医生填写检验申请单,要求目的明确,字迹清楚,并签全名。

2.采集前准备

(1)采集标本前,应明确检验项目、检验目的,选择采集的方法,确定采集标本的量,了解注意事项。

（2）根据检验目的选择适当容器，容器外贴标签，注明科别、病区、床号、姓名、检验目的及送检日期等。

（3）采集标本前应仔细查对医嘱，核对检验申请单、检验项目及患者床号、姓名，以防发生差错。

（4）做好解释，向患者说明检验目的及注意事项，取得患者配合。

3. 确保标本质量

（1）采集方法、采集量和采集时间要正确，如做尿妊娠试验时，需留取晨尿，因为晨尿内绒毛膜促性腺激素的含量高，易获得阳性检验结果。

（2）标本应该及时送检，防止标本变质，特殊标本应注明采集时间，如检验红斑狼疮细胞，抽取患者血标本后，需写明取血时间并及时送检。

4. 培养标本的采集　为了确保检验结果的准确度，采集细菌培养标本应在患者使用抗生素前，如已使用，则根据抗生素半衰期，在血中药物浓度最低时采集，并在检验单上注明；严格执行无菌技术操作，标本需放入无菌容器内，而且容器应无裂缝，瓶塞干燥；不可混入防腐剂、消毒剂和药物。

二、血标本采集技术

血液检查不仅可反映血液系统本身的病变，协助临床诊断，还可为判断病情进展及确定治疗方案提供参考。血标本采集的分类、目的和部位见图 15-1。

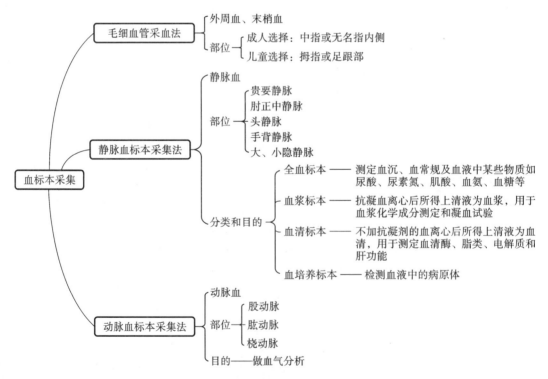

图 15-1　血标本采集

三、静脉采血技术

(一)静脉采血技术的评估

(1)辨识患者。

(2)患者的病情、治疗情况、意识状态、肢体活动情况。

(3)患者对静脉采血的认知、合作程度。

(4)患者需检查的项目、采血量、是否需要特殊准备。

(5)采集部位皮肤及血管情况,如有无水肿、瘢痕,静脉充盈程度、管壁弹性等。

(6)患者有无情绪的变化,如检验前紧张、焦虑等,有无运动、进食、吸烟、服用药物以及饮酒、咖啡或茶等。

(二)静脉血标本采集准备

1. 护士准备　着装整齐,修剪指甲,洗手,戴口罩。

2. 用物准备

(1)治疗车上层:注射盘内放置皮肤常规消毒液、无菌棉签、一次性注射器或一次性采血针、真空采血管(图 15-2)或血培养瓶(图 15-3)、检验申请单、标签或条形码(注明科别、病室、床号、姓名、住院号、检验目的等)、止血带、治疗单、胶布、采血架、无菌手套,必要时按需备酒精灯、火柴等。

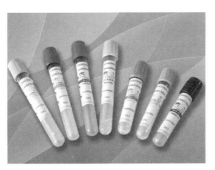

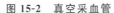

真空采血管

图 15-2　真空采血管

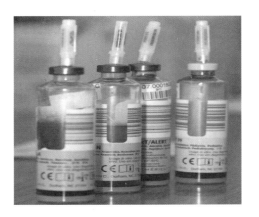

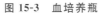

血培养瓶

图 15-3　血培养瓶

（2）常用真空采血管的用途：

①红色头盖管为普通血清管，不含添加剂，适用于血清生化和免疫学检查。

②金黄色头盖管为血清分离胶促凝管，添加剂为分离胶/促凝剂，适用于急诊生化试验。

③绿色头盖管为肝素抗凝管，添加剂为肝素，适用于血液流变学检查等。

④紫色头盖管为EDTA抗凝管，添加剂为EDTA，适用于血常规检查等。

⑤蓝色头盖管为枸橼酸钠凝血管，添加剂为枸橼酸钠，适用于凝血检查等。

⑥黑色头盖管为枸橼酸钠血沉管，添加剂为枸橼酸钠，适用于血沉测定。

⑦灰色头盖管，添加剂为草酸钾/氟化钠，适用于血糖测定。

⑧细菌培养瓶，适用于血液、体液需氧/厌氧细菌培养。

使用真空采血管一次采集多管血液时，按照以下顺序进行，血培养管、无添加剂管（白色头盖）、凝血项目管（蓝色头盖）、血沉管（黑色头盖）、血清管（红色头盖或金黄色头盖）、肝素管（绿色头盖）、EDTA管（紫色头盖）、抑制血糖酵解管（灰色头盖）。

（3）治疗车下层：生活垃圾桶、医用垃圾桶、锐器盒。

3.环境准备　环境安静、整洁、安全、舒适，宽敞明亮。

（三）操作流程

静脉采血操作流程见表15-1。

表 15-1　静脉采血操作流程

	操作流程	要点说明
评估	辨识患者	—
	采集部位的皮肤：有无水肿、破损、瘢痕 血管情况：静脉充盈程度、管壁弹性	—
	患者有无紧张、焦虑、恐惧	—
	需要禁食禁水项目患者的落实情况	—
操作前	回治疗室准备用物：详见操作前准备内容。检查用物的有效期等	—
	携用物至床旁	—
	核对解释：做好解释，取得合作	—
	摆好体位：协助患者取适当体位	—
	护士戴手套，选择静脉	选择肘正中静脉、头静脉、贵要静脉

续表

操作流程			要点说明
操作中	定位消毒:在穿刺点上方6~8 cm处扎止血带,常规消毒皮肤,待干		—
	穿刺抽血-注射器抽血	1.穿刺抽血:按静脉注射法将针头刺入静脉,见回血后,抽动活塞抽取所需血量	—
		2.拔针按压:采血完毕,松止血带,嘱患者松拳,迅速拔出针头,用无菌干棉签按压局部至不出血为止	凝血功能障碍以及长期应用抗凝剂患者,拔针后可适当延长按压时间
		3.将血液注入标本容器 ·血培养标本:除去铝盖中心部,常规消毒瓶塞,更换针头后将所需血液量注入瓶内 ·全血标本:取下针头,将血液沿试管壁缓缓注入盛有抗凝剂的试管内,轻轻摇匀,使血液与抗凝剂充分混匀 ·血清标本:取下针头,将血液沿试管壁缓缓注入干燥的试管内 同时采集不同种类血标本时,应先注入血培养瓶,然后注入抗凝管,最后注入干燥试管	采集血培养标本时注意患者是否使用抗生素 全血标本轻轻摇匀、防止血液凝固 血清标本避免震荡,避免红细胞溶血
	穿刺抽血-采血针抽血	穿刺抽血取下真空采血针护套,手持采血针,按静脉注射法将针头刺入静脉,见回血,将采血针另一端刺入真空管,采血至所需量	如需多管采血,可再接所需的真空管,当采集到最后一管血液时,即松开止血带。血管充盈者可松开止血带后采血至所需量;血管不充盈者可扎止血带采血至所需量后再松开
	拔针按压	采血完毕,松止血带,嘱患者松拳,迅速拔。防止皮下出血或淤血。拔出针头,用无菌干棉签按压局部至不出血为止,凝血功能障碍以及长期应用抗凝剂患者拔针后可适当延长按压时间	采血结束,先拔真空管,后拔去针头,再按压止血
操作后	再次核对:床号、姓名、检验项目		操作后核对
	整理记录:整理床单位,协助患者取适当体位。处理用物,洗手,记录		—
	及时送检:将血标本连同化验单及时送检		特殊的标本需注明采集时间以免影响检验结果

(四)静脉采血技术操作注意事项

(1)做生化检验,应在清晨空腹时采集血标本,事先告知患者抽血前约12 h勿进食、饮水,以免影响检验结果。

(2)采集血培养标本尽可能在使用抗生素前或伤口局部治疗前、高热寒战期进行。患者若已经使用抗生素或有不能停用的药物应予以注明。一般血培养标本取血 5 mL,亚急性细菌性心内膜炎患者,采血 10～15 mL,以提高培养阳性率。

(3)采集血培养标本时应防止污染,严格执行无菌技术操作,采血前应检查培养基是否符合要求,瓶塞是否干燥,培养液是否充足。血培养标本应注入无菌容器内,不可混入药物、消毒剂、防腐剂,以免影响检验结果。

(4)肘部采血时,不要拍打患者前臂,止血带结扎时间以不超过 1 min 为宜,避免结扎时间过长导致血液成分变化,影响检验结果。

(5)严禁在输液或输血的肢体或针头处抽取血标本,应在对侧肢体采集。若女性患者做了乳腺切除术,应在手术对侧手臂进行采血。

(6)凡全血标本或需抗凝血的标本,采血后立即上下颠倒 5～10 次混匀,不可用力震荡。

(7)使用真空管采血时,不可在穿刺前将真空采血管与采血针头相连,以免试管内负压消失而影响采血。

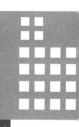

单元十六
咽拭子标本采集技术

➤ 单元学习指引

本单元学习咽拭子标本采集技术操作流程、注意事项,操作中与患者的沟通交流及操作完成后对患者及其家属的健康教育等。

本单元课内学习时间为 4 学时。

➤ 引言

肺炎病原体呼吸道取样可以采用鼻拭子/咽拭子上呼吸道取样和肺泡灌洗液下呼吸道取样,下呼吸道采样需要使用纤维支气管镜,只在特定病例中采用,在普通患者中实现快速取样的可行性较低。

➤ 定义

咽拭子标本采集技术 取咽部和扁桃体上分泌物做细菌培养或病毒分离,以协助诊断、治疗。

➤ 学习目标

熟练操作咽拭子标本采集技术。

单元十六**PPT**

 任务 16　咽拭子标本采集技术

一、咽拭子标本采集的定义

咽部和扁桃体上分泌物做细菌培养或病毒分离,以协助诊断、治疗。

二、咽拭子标本采集的分类、目的和部位

1. 目的　正常人咽喉部有口腔正常菌群,无致病菌生长。咽部细菌均来自外界,正常情况下不致病,当机体抵抗力下降或其他外部因素作用下出现感染等而导致疾病。咽拭子细菌培养可分离出致病菌,有助于白喉、化脓性扁桃体炎、急性咽喉炎等疾病的诊断。从咽部和扁桃体取分泌物做细菌培养或病毒分离。

2. 分类　鼻咽拭子和口咽拭子取样的路径不一样。口咽拭子是将采样拭子通过口腔进入的方法采集口咽部标本,鼻咽拭子是将采样拭子经鼻采集鼻咽部标本。

(1)口咽拭子标本采集方法:被采集者头部微仰,嘴张大,并发"啊"音,露出两侧咽扁桃

体,将拭子越过舌根,在被采集者两侧咽扁桃体稍微用力来回擦拭至少 3 次,然后再在咽后壁上下擦拭至少 3 次,将拭子头浸入含 2～3 mL 病毒保存液(也可使用等渗盐溶液、组织培养液或磷酸盐缓冲液)的管中,尾部弃去,旋紧管盖(图 16-1)。

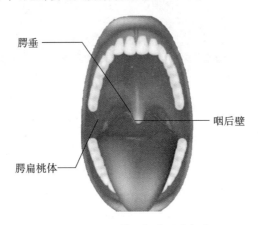

腭垂

咽后壁

腭扁桃体

图 16-1　口咽拭子标本采集部位

　　(2)鼻咽拭子标本采集方法:手持拭子贴鼻孔进入,沿下鼻道的底部向后缓缓深入,由于鼻道呈弧形,不可用力过猛,以免发生外伤出血。待拭子顶端到达鼻咽腔后壁时,轻轻旋转一周(如遇反射性咳嗽,应停留片刻),然后缓缓取出拭子,将拭子头浸入含 2～3 mL 病毒保存液的管中(图 16-2)。

　　筛查通常采取鼻咽拭子或口咽拭子中的一种,研究显示鼻咽拭子的准确率高于口咽拭子;特殊情况下,鼻咽拭子和口咽拭子同时采集。

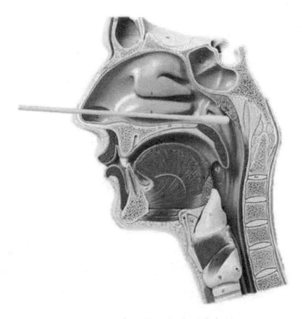

图 16-2　鼻咽拭子标本采集部位

二、咽拭子标本采集操作流程

使用咽拭子采样时，被采集者需头部微仰嘴张大，发长"啊"音，其目的是使腭垂上提，尽可能充分暴露咽后壁。采集位置是否准确直接决定了检测结果的准确性（图 16-3 至图 16-9）。

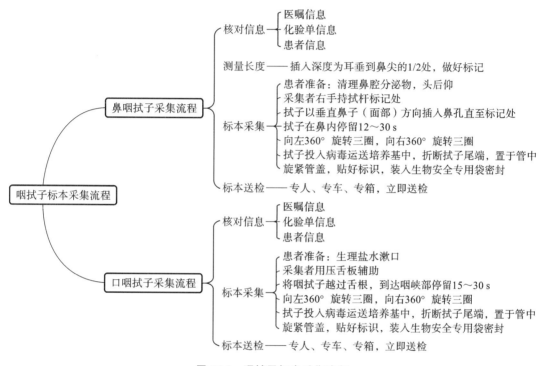

图 16-3 咽拭子标本采集流程

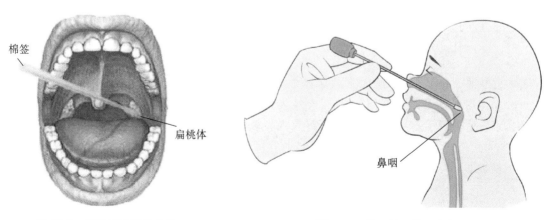

图 16-4 口咽拭子采集方法

图 16-5 鼻咽拭子的采集方法

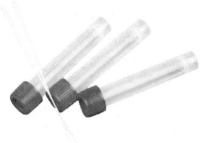

图 16-6　鼻咽拭子采集用试管

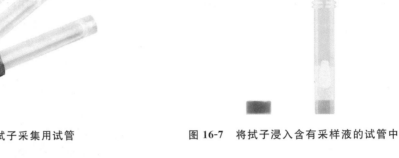

图 16-7　将拭子浸入含有采样液的试管中

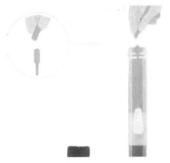

图 16-8　折断咽拭子尾端手柄

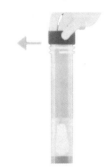

图 16-9　随即密封起来完成取样

三、咽拭子标本采集操作注意事项

1. 操作前　准备咽拭子材料,包括压舌板、试管、面屏。因为操作过程中对咽后壁刺激可能导致患者剧烈呃逆,口咽部气体及水泡会携带病菌随呃逆气流喷出,而面屏可以较好地防御,因此操作前必须准备好面屏。

2. 操作中　将试管交给患者,让患者拿好试管,告知患者采集过程中可能存在不适,同时告知试管的重要性,让患者集中精力拿好试管,这样可以将患者注意力集中到试管上,可减轻操作中患者的咽反射。操作者左手拿压舌板压舌,右手拿一根棉拭子迅速绕过悬雍垂后采集,迅速取出,从患者手中快速拿过试管将棉拭子伸入试管中折断,迅速拧紧瓶盖。然后取另一根棉拭子再次重复采一次,总计采两次以提高咽拭子采集的准确性,嘱患者戴好口罩。

3. 操作后　将压舌板、包装纸等医疗垃圾置入医用垃圾桶。消毒手,更换外层手套,再次消毒手。戴薄膜手套,取下一次性面屏放入垃圾桶,脱薄膜手套,消毒手。凡采集后更换诊间,房间紫外线消毒 30 min 以上再使用,患者接触过的位置喷洒消毒液。对个别高度疑似或基本确诊的,或呃逆剧烈的,应更换防护服(在医疗资源允许的情况下)。

参考文献

[1] 叶玲,刘艳.基础护理学[M].北京:中国医药科技出版社,2018.

[2] 周春美,陈焕芬.基础护理技术[M].北京:人民卫生出版社,2016.